Kirsten Mendelin

IN-VITRO-UNTERSUCHUNG ZUR WIRKUNG VON AMPICILLIN UND CEPHALEXIN AUF DEN MIKROBIELLEN DICKDARMSTOFFWECHSEL

ibidem-**Verlag**
Stuttgart

Mit Genehmigung des Fachbereichs Veterinärmedizin
der Justus-Liebig-Universität Gießen

Dekan: Prof. Dr. E. G. Grünbaum

1. Berichterstatter: Prof. Dr. Dr. habil. G. Baljer

2. Berichterstatter: Prof. Dr. E. Kaleta

Tag der mündlichen Prüfung: 21.08.1998

Aus dem Institut für Veterinärphysiologie
der Justus-Liebig-Universität Gießen

In-vitro-Untersuchung zur Wirkung von Ampicillin und Cephalexin auf den mikrobiellen Dickdarmstoffwechsel

INAUGURAL-DISSERTATION
zur Erlangung des Doktorgrades beim
Fachbereich Veterinärmedizin
der Justus-Liebig-Universität Gießen

Eingereicht von
Kirsten Mendelin

Gießen 1998

Die Deutsche Bibliothek - CIP-Einheitsaufnahme:

Mendelin, Kirsten:
In-vitro-Untersuchung zur Wirkung von Ampicillin und Cephalexin auf den mikrobiellen Dickdarmstoffwechsel / Kirsten Mendelin. - Stuttgart : Ibidem-Verl., 1999
Zugl.: Gießen, Univ., Diss., 1998
ISBN 3-932602-62-5

∞

Gedruckt auf alterungsbeständigem, säurefreien Papier
Printed on acid-free paper

ISBN: 3-932602-62-5

Printed in Germany

Inhaltsverzeichnis

Abkürzungsverzeichnis

AAC	Antibiotika-assozierte Colitis
AAD	Antibiotika-assozierte Diarrhoe
Abb.	Abbildung
AP	Alkalische Phosphatase
bzw.	beziehungsweise
°C	Grad Celsius
ca.	circa
C2	Acetat
C3	Propionat
C4	Butyrat
cm	Zentimeter
COSITEC	Colon-Simulationstechnik
D	Dosierung
d	Tag
d. h.	das heißt
D*Z	Wechselwirkung zwischen Dosierung und Zeit
g	Gramm
g	Zentrifugalbeschleunigung
GALT	gut lymphoid tissue system
hgr.	hochgradig
IgE	Immunglobulin E
KBE	Koloniebildende Einheit
mg	Milligramm
min	Minute
ml	Milliliter
mmol	Millimol
mV	Millivolt
µl	Mikroliter
N	normale Lösung

n	Anzahl der Fermenter
n. s.	nicht signifikant
NADH	Nicotinamid-Adenin-Dinucleotid-Phosphat
NH_3	Ammoniak
o. ä.	oder ähnliches
OS	organische Substanz
p	Irrtumswahrscheinlichkeit
PAF	Plättchen aktivierender Faktor
PBP	Penicillin bindendes Protein
PMC	Pseudomembranöse Colitis
Red.	Redoxpotential
s	Standardabweichung
SCFA	short-chain fatty acids
SGOT	Serum-Glutamat-Oxalat-Transaminase
SGPT	Serum-Glutamat-Pyruvat-Transaminase
Tab.	Tabelle
TM	Trockenmasse
u. a.	unter anderem
verd. OS	verdaute organische Substanz
Vers.	Versuch
Z	Zeit
z. B.	zum Beispiel

1 Einleitung

Die Vorgänge der Dickdarmverdauung bei monogastrischen Tieren bzw. Menschen beruhen auf den Stoffwechselleistungen der in diesen Darmabschnitten massenhaft siedelnden Mikroorganismen. Störungen dieses Ökosystems durch zu therapeutischen Zwecken oral applizierte Antibiotika können zu klinisch manifesten Veränderungen am Intestinaltrakt, zu Malabsorption und Maldigestion mit deutlicher Beeinträchtigung des Allgemeinbefindens führen. Die Ursachen dieser klinischen Veränderungen könnten zum einen in der Beeinträchtigung der Stoffwechselleistungen der physiologischen Mikroorganismenpopulation liegen, zum anderen in der Begünstigung pathogener Keime wie z. B. Clostridium difficile und deren Toxinbildung.

Ziel der vorliegenden Untersuchungen war es, die dosisabhängige Wirkung von oral zugeführten Antibiotika am Beispiel der β-Laktam-Antibiotika Ampicillin und Cephalexin auf die Stoffwechselleistungen der Mikroorganismen im Dickdarm zu charakterisieren. Als Modell wurde der Dickdarm des Schweines aufgrund seiner großen Ähnlichkeit zu den gastrointestinalen Vorgängen beim Menschen gewählt. Durch Fistulierung des Caecums wurde eine direkte Chymusentnahme ermöglicht. Für die Erfassung der mikrobiellen Umsetzungen im Dickdarm von Schweinen wurde eine semikontinuierliche In-vitro-Methode, die ursprünglich von CZERKAWSKI und BRECKENRIDGE (1977) zur Simulation des mikrobiellen Pansenstoffwechsels entwickelt wurde, so modifiziert, daß über einen längeren Versuchszeitraum die Stoffwechselparameter der Mikroorganismen qualitativ und quantitativ bestimmt werden konnten (BREVES et al. 1991).

2 Literaturübersicht

2.1 Der Dickdarm

2.1.1 Anatomie des Dickdarms

Der Dickdarm wird unterteilt in Caecum, Colon ascendens, Colon transversum, Colon descendens und Rectum. Die mittlere Länge beträgt beim Menschen 1,2 - 1,5 Meter; im Gegensatz dazu beträgt die mittlere Länge beim Schwein ca. 3,5 - 6,0 Meter. Der Dickdarm setzt sich von außen nach innen aus folgenden Schichten zusammen: Tunica serosa, Tunica muscularis, Tela submucosa, Tunica mucosa (LIEBICH 1990). Die Tunica muscularis weist bei Mensch und Schwein eine besondere Schichtung auf. Die äußeren Längsmuskellagen sind zu Bandstreifen (Taeniae) differenziert, die zu dicken Muskelbündeln zusammengefaßt sind. Die innen liegenden zirkulären Muskelfasern bilden eine geschlossene Schicht. In der Tela submucosa sind Einzellymphknötchen oder deren aggregierte Formen eingelagert. Die Lamina propria mucosa, Bestandteil der Tunica mucosa, wird im wesentlichen von langen, gestreckten, unverzweigten, dicht nebeneinander liegenden Glandulae intestinales gebildet, die aus einschichtigen, hochprismatischen Epithelzellen bestehen. Innerhalb der Krypten werden die Epithelzellen von proximal nach distal durch eine steigende Anzahl von Becherzellen ersetzt. Epithelzellen haben vor allem resorbierende Funktionen; Becherzellen dienen der Sekretion. Dünne Stränge der Muscularis mucosa dringen in der Lamina propria zwischen die Krypten der Glandulae intestinales ein. Deren Kontraktion preßt den Schleim aus den Drüsen. Die Zahl und die Tiefe der Krypten nimmt von cranial nach caudal zu. Die innere Darmoberfläche wird von einem einschichtigen, hochprismatischen Epithel gebildet, dessen Enterozyten an der Oberfläche einen dichten Bürstensaum aus Mikrovilli bilden.

2.1.2 Funktionen des Dickdarms

Neben der mikrobiellen Nachverdauung der Nahrung wird im Dickdarm über die Elektrolyt- und Wasserausscheidung das Volumen der Faeces eingestellt (CUMMINGS 1983, GEDEK 1991, HAWKER et al. 1978, RÉRAT 1978), und die Transitzeit der Faeces reguliert (MORAN und JACKSON 1992). Die Lebensbedingungen der für die Nachverdauung der Nahrung verantwortlichen Mikroorganismen im Dickdarm werden durch physiko-chemische Bedingungen bestimmt: pH, Redoxpotential, Nährstoffangebot, Verweilzeit. Der pH variiert zwischen 5,2 im Caecum bis 6,6 im distalen Colon (CUMMINGS et al. 1987, SCHNABEL et al. 1990), kohlenhydratreiche Nahrung senkt den pH um circa 0,2. Das Redoxpotential im Colon beträgt etwa -250 bis -370 mV (ALLISON et al. 1979, SCHULZE 1987). Daraus folgt, daß im Dickdarm ein reduzierendes anaerobes Milieu besteht (SCHULZE 1987). Die für mikrobielle Stoffwechseltätigkeit benötigte Energie ziehen die Mikroorganismen aus fermentativen Stoffwechselprozessen abhängig vom Nährstoffangebot (DRASAR und BARROW 1985). Die Transitzeit des Chymus ist für die Mikroorganismenreproduktion von entscheidender Bedeutung, da ein Großteil der Organismen mit dem Faeces wieder ausgeschieden wird (DRASAR und BARROW 1985). Bei längerer Verweilzeit ist eine bessere Nahrungsverwertung zu beobachten. Der Energieerhaltungsbedarf des Wirtes kann bis zu 5-30 % durch die Mikroorganismen gedeckt werden (CUMMINGS und MACFARLANE 1991, ROYALL et al. 1990).

2.1.3 Zusammensetzung der Mikroflora des Dickdarms

Bei der Dickdarmflora von Mensch und Schwein stehen die obligaten Anaerobier zu den fakultativ anaeroben und den aeroben Keimen in einem Verhältnis von 99 zu 1 (MOORE et al. 1978). Die Mikroflora hat 40-55 % Anteil an der faecalen Festphase (STEVEN und CUMMINGS 1980, SAVAGE 1986) und kann aus bis zu 400 verschiedenen Spezies bestehen, die eine Gesamtkeimzahl von 10^{10-12}

KBE/g Trockenmasse ergeben (SCHULZE 1987, SAVAGE 1986, SIMON und GORBACH 1986, KELLY et al. 1994). Es existieren unterschiedliche Bakterientypen, die sich durch ihren spezifischen Substratumsatz unterscheiden (FRETER 1983). Es gibt hauptsächlich kohlenhydrat- und eiweißverwertende Bakterienspezies sowie Mikroorganis-men, die ausschließlich Intermediärprodukte der Fermentation (z. B. Wasserstoff, Methan, Laktat, Succinat, Äthanol) verstoffwechseln (DRASAR und BARROW 1985). Man unterscheidet zwischen der allochthonen und autochthonen Mikroflora (SAVAGE 1984, SCHULZE 1987). Als autochthone oder residente Flora definiert SCHULZE (1987) sämtliche Bakterien, die bei allen adulten Individuen gefunden werden können und im Lumen, an der Mucosaoberfläche sowie in den Krypten kolonisieren. Die Keime bilden sehr stabile Lebensgemeinschaften, sogenannte "climax communities" (SAVAGE 1989). Die residente Flora kann man in eine obligat anaerobe Haupt- (>90 %), eine fakultativ anaerobe bis aerobe Begleitflora (<1 %) und eine Restflora, die weniger als 0,01 % beträgt, unterteilen (GEDEK 1991). Die Hauptflora besteht aus gramnegativen Bacteroides spp. sowie aus grampositiven Fusobakterien, Eubakterien, Bifidusbakterien und Laktobazillen. Die Begleitflora besteht aus grampositiven anaeroben Enterokokken und gramnegativen E. coli. Die Restflora besteht aus gramnegativen Proteus, Pseudomonas, grampositiven Clostridien und Staphylokokken (GEDEK 1991, SCHULZE 1987). Escherichia coli stellt weniger als 1 % Anteil der Dickdarmflora (SCHULZE 1987, CARMAN et al. 1993). Zur allochthonen oder transienten Flora werden alle Keime gezählt, die den Intestinaltrakt nur passieren. Diese Keime werden nur gelegentlich im Dickdarmchymus gefunden: Pseudomonadaceae, aerobe Sporenbildner (z. B. Bacillus spp.), Mikrokokken, Hefen, Schimmelpilze sowie Protozoen (SAVAGE 1984, SCHULZE 1987, SIMON und GORBACH 1986).

2.1.4 Regulation des Ökosystems Dickdarm

Quantität und Qualität der Mikroflora variieren zwar erheblich, jedoch gibt es innerhalb einzelner Individuen über lange Zeit stabile Lebensgemeinschaften, die über eine Kolonisationsresistenz verfügen (SAVAGE 1989, VAN DER WAJ 1991). Diese Stabilität wird über einen multifaktoriellen Prozeß aufrechterhalten:

1. pH-Stabilisierung durch verschiedene Puffersysteme und Stoffwechselendprodukte der Mikroorganismen (CUMMINGS und MACFARLANE 1991, ROLFE 1984).

2. Das negative Redoxpotential wird durch konsequente Sauerstoffverwertung durch wandständige und fakultativ anaerobe Mikroorganismen erreicht und aufrechterhalten (SIMON und GORBACH 1986).

3. Alle Rezeptoren der Dickdarmmucosa werden durch autochthone Mikroorganismen besetzt, dadurch haben allochthone Mikroorganismen nur sehr geringe Chancen zur Ansiedlung (NORD et al. 1984).

4. Bakterien, die ein weites Enzymspektrum haben und dementsprechend schnell die angebotenen Nahrungssubstrate fermentieren können, haben einen Evolutionsvorteil gegenüber Mikroorganismen mit schmalem Enzymspektrum (CUMMINGS und MACFARLANE 1991, FRETER 1983).

5. Bakteriocine (z. B. Colicine) sind Stoffwechselprodukte einiger Bakterien und hemmen das Wachstum des eigenen oder eng verwandter Stämme und wirken so autoregulativ (SIMON und GORBACH 1986, ARANEO et al. 1996, TAGG et al. 1976).

6. Das wirtseigene darm-assozierte lymphatische System (Gut Associated Lymphoid Tissue, GALT) kann zwischen invasiven und stationären Mikroorganismen aktiv selektieren (VAN DER WAJ 1991, ARANEO et al.1996).

2.1.5 Der Kohlenhydratstoffwechsel im Dickdarm

Für die mikrobielle Fermentation dienen vorwiegend Kohlenhydrate als Substrat (BACH KNUDSEN et al. 1991). In den Dickdarm gelangen unverdaute Kohlenhydrate aus der Nahrung, wenn, gemessen an der Resorptionsfähigkeit des Dünndarms, zuviel Kohlenhydrate aufgenommen werden, oder der Aufschluß der Nahrung durch körpereigene Enzyme im Dünndarm unvollständig ist. Hauptsächlich wird jedoch im Dickdarm resistente Stärke von den Mikroorganismen fermentiert. Resistente Stärke ist durch endogene Amylasen nicht abbaubar und entsteht zum Beispiel durch Kochen und anschließendes Einfrieren oder Trocknen von Nahrung. Natürlich resistent ist die rohe Stärke von verschiedenen Pflanzen, wie zum Beispiel von Kartoffeln, Bananen, Erbsen, Bohnen. In geringeren Anteilen werden Nicht-Stärke-Polysaccharide (z. B. Cellulose, Hemicellulose, Pektin, Inulin, Guar, pflanzliche Gummi), Di- und Oligosaccharide (z. B. Lactulose, Raffinose, Stachyose und Lignin) verwertet (CUMMINGS und MACFARLANE 1991).

Der vom Dickdarm produzierte Mucus besteht aus Glykoproteinen, Mucoproteinen und Mucopolysacchariden. Deren Kohlenhydratanteil, verschiedene Oligosaccharide, wird von den Mikroorganismen ebenfalls abgebaut (SALYERS 1990, CUMMINGS und ENGLYST 1987, CUMMINGS und MACFARLANE 1991, HOSKINS und BOULDING 1981, PERMAN und MODLER 1982).

Außerdem gelangen β-Glucoside sowohl pflanzlicher (z. B. Flavonoide, Cyanoglycoside, Amygdalin, Cycasin) als auch pharmazeutischer Herkunft in den Dickdarm. Diese werden dort durch Hydrolasen in aktive Aglycone gespalten. Einige Aglycone sind toxisch, carcinogen und mutagen (HILL 1975). β-Glucuronide, d. h. mit Glucuronsäure konjugierte Fremdstoffe (z. B. Salicylsäure,

Morphin, Warfarin, Phenytoin), werden mit der Galle in wasserlöslicher Form in den Darm sezerniert. Im Dickdarm werden sie von einer mikrobiellen β-Glucuronidase hydrolisiert; es entsteht wieder die ursprüngliche Verbindung, die erneut absorbiert wird und so in den enterohepatischen Kreislauf eingeht (GOLDMANN 1981).

Die Polysaccharide werden hauptsächlich durch die Gattung Bacteroides, die ein besonders weites Enzymspektrum hat, zu Monosacchariden (SALYERS 1990) und weiter über die anaerobe Glycolyse zu Pyruvat abgebaut. Pyruvat kann durch z. B. E. coli, Laktobazillen, Bifidobakterien, Propionibakterien, Streptokokken zu Laktat reduziert werden. Laktat ist ein Produkt des Intermediärstoffwechsels, das sofort weiter abgebaut wird. Außerdem enstehen aus Pyruvat durch oxidative Decarboxylierung kurzkettige Fettsäuren (Short chain fatty acids, SCFA), auch flüchtige Fettsäuren (Volatile fatty acids, VFA) genannt. Diese Reaktion wird vor allem durch Bacteroides spp. katalysiert. Propionat wird schon aus Phosphoenolpyruvat, einem Zwischenprodukt der Glycolyse, hauptsächlich von Propionibakterien und Bacteriodes gebildet (STEIN und SCHRÖDER 1994, WOLIN und MILLER 1983). Endprodukte des mikrobiellen Kohlenhydratstoffwechsels sind die kurzkettigen Fettsäuren Acetat, Propionat und Butyrat sowie Wasserstoff, Methan und Kohlendioxid.

Diese Fettsäuren haben einen Anteil von 85-95 % an der Gesamt-Fettsäure-Konzentration im Dickdarm (CUMMINGS et al. 1987). Die Kohlenhydratquelle bestimmt die molaren Proportionen der Fettsäureproduktion (TITUS und AHAERN 1992). Die im Dickdarm vorliegenden SCFA-Konzentrationen bestimmen ihre Produktions- und Absorptionsraten. Die Fettsäuren liegen beim Schwein in einem molaren Verhältnis von 65:27:8 (KENNELY et al. 1981) und beim Menschen in einem solchen von 60:20:20 vor (IMMOTO und NAMIOKA 1978, CUMMINGS et al. 1987). Beim Schwein beträgt die gesamte Fettsäureproduktion 660-1350 mmol/d (BREVES et al. 1993). Beim Menschen erreicht die Fettsäureproduktion zwischen 100-700 mmol/d bzw. 80-130 mmol/kg Coloninhalt (CUMMINGS 1984, AHRENS und KAUFMANN 1985, BUGEAUT 1987, HOELLER 1987, CUMMINGS und MACFARLANE 1991).

Sie kann bei Vegetariern 6- bis 7-mal höher sein und ist grundsätzlich sehr variabel - in Abhängigkeit von der Kohlenhydrat-Quelle (CUMMINGS 1984). Der Gesamt-Kohlenhydrat-Gehalt sinkt vom Caecum zum Rectum kontinuierlich (CUMMINGS und MACFARLANE 1991), dementsprechend steigt aufgrund der geringeren Fettsäureproduktion der pH-Wert im Chymus (CUMMINGS et al. 1987, SCHNABEL et al. 1990).

Von den produzierten Fettsäuren werden 95 % resorbiert. Die Absorptionsrate beträgt beim Menschen circa 6-12 $\mu mol/cm^2/h$ (ARGENZIO und SOUTWORTH 1974), beim Schwein etwa 8-10 $\mu mol/cm^2/h$ (CUMMINGS und MACFARLANE 1991), wobei die Resorptionsmechanismen noch nicht vollständig geklärt sind. Es gibt einen parazellulären und einen transzellulären Weg (HOLTUG 1989). Durch den transzelluläre Weg läßt sich die Bikarbonat-Akkumulation im Dickdarm erklären. Laut RUPPIN et al. (1980) erfolgt bei mehr als 60 % aller Fettsäuren eine passive Absorption in der nicht ionisierten Form. Aufgrund des relativ hohen pH liegen die Fettsäuren jedoch im Lumen ausschließlich in dissozierter Form vor. HOLTUG (1989) und BUGEAUT (1987) vermuten, daß im sauren Mikroklima der Epithelschicht, durch die Mucusschicht vom Lumen getrennt, die SCFA protoniert werden und so eine passive Absorption ermöglicht wird. Die Wasserstoff-Ionen sollen durch Na^+/H^+- und K^+/H^+-Pumpen zur Verfügung gestellt werden (CUMMINGS 1984, BUGEAUT 1987). CRUMP et al. (1980) wiesen bei einem pH von 6,4 nach, daß Acetat die Na^+-Absorption fördert. Dieser Mechanismus würde sowohl die pH-Stabilität als auch die Elektrolytabsorption im Dickdarm erklären. Eine erleichterte Absorption soll über einen $SCFA^-/HCO_3^-$-Antiporter erfolgen (MASCOLO et al. 1991, SCHEPPACH 1994). Damit wären die HCO_3^--Anreicherung, der gestiegene pH und ein Abfall des CO_2-Partialdruckes im Lumen zu erklären (HOLTUG 1989, CUMMMINGS 1984).

In den Zellen des Colonepithels werden die SCFA unter Energiegewinnung teilweise zu Ketonkörpern und CO_2 verstoffwechselt. Laut ROEDIGER (1989) sowie CLAUSEN und MORTENSEN (1994) wird dabei von Colonozyten eindeutig n-Butyrat bevorzugt und dort bereits zu 70-90 % abgebaut. Der

Stoffwechsel der proximalen Colonozyten gleicht eher dem der Dünndarmmucosa mit einer gewissen Präferenz von Glucose, Ketonkörpern und Glutaminen, während von den distalen Colonozyten überwiegend Butyrat verstoffwechselt wird (ROEDIGER 1982, CUMMINGS et al. 1987, SCHEPPACH 1994). Die nicht verstoffwechselten SCFA gelangen über einen $SCFA^-/HCO_3^-$-Antiporter in die Pfortader und dann in die Leber (STEIN et al. 1994, REYNOLDS et al. 1993). Acetat wird überwiegend für die Fettsäure-Synthese verbraucht, Propionat als Substrat für die Gluconeogenese benutzt, und Butyrat dient als ketoplastisches Substrat (BUGEAUT 1987, STEIN et al. 1994). Propionat und Butyrat werden in der Leber in einem solchen Ausmaß verstoffwechselt, daß das Acetat einen Anteil von 90 % an der SCFA-Menge im peripheren Blut ausmacht (SCHEPPACH et al. 1991). Acetat wird von Muskulaturzellen und Zentralnervensystemzellen als Energiequelle genutzt (CUMMINGS et al. 1987, STEIN et al. 1994).

Die Funktionen der Fettsäuren im Dickdarm sind vielschichtig:

- Aufrechterhaltung des pH (CUMMINGS et al. 1987, SCHNABEL et al. 1990)
- Förderung der Na^+/Cl^--Resorption und Wasserretention (DIENER et al. 1994, CRUMP et al. 1980)
- Förderung der Darmmotilität (SCHEPPACH 1994)
- Förderung der Zellproliferation, vermutlich durch Anregung der DNA-Synthese und erhöhte Mitoserate (STEIN et al. 1994, FRANKEL et al. 1994)
- Verringerung der Cholesterin-Synthese durch Propionat (CHEN et al. 1984)
- Lokale Stimulation der Mucus-Freisetzung (SAKATA und SETOYAMA 1995)

2.1.6 Der Proteinstoffwechsel im Dickdarm

Unverdaute Futterproteine, abgeschilferte Epithelzellen, Mikroorganismen, Mucus, Pankreas- und Gallensekrete sowie Pharmaka können von den

Mikroorganismen im Dickdarm abgebaut werden (CUMMINGS und MACFARLANE 1991). Bacteroides und Propionibakterien haben unter anderem auch Proteasen zur Verfügung, die Peptide zu Aminosäuren spalten. Die Aminosäuren werden anschließend desaminiert, decarboxyliert und selten transaminiert. Es entstehen Kohlenstoffgerüste, Ammoniak, Wasserstoff, Kohlendioxid und organische Säuren. Als für den Aminosäureabbau typisch werden folgende Säuren angesehen: Valerat, Iso-Valerat, Iso-Butyrat. Diese Säuren machen 5-15 % der Gesamt-Fettsäuren im Dickdarm aus (HØVERSTAD et al. 1984), werden jedoch umgehend weiter zur Aminosäure-synthese verstoffwechselt (CUMMINGS und ENGLYST 1987, HARA et al. 1994). Ammoniak liegt bei pH 5-6 hauptsächlich in ionisierter Form in Konzentrationen zwischen 15 und 30 mmol/l beim Menschen (CUMMINGS et al. 1979) und zwischen 10 und 15 mmol/l beim Schwein vor (AHRENS und KAUFMANN 1985). Im wesentlichen wird der ionisierte Ammoniak von den Bakterien zur Proteinbiosynthese verwendet. Dazu benötigen die Mikroorganismen Energie und Kohlenstoffgerüste, die sie aus der Kohlenhydratfermentation gewinnen (VINCE 1986). Ammoniak kann nur in nicht ionisierter Form passiv durch die Darmwand in das Pfortaderblut gelangen. In der Leber wird NH_3 zu Harnstoff umgebaut und dann entweder über die Niere oder den Darm ausgeschieden (CUMMINGS und MACFARLANE 1991).

2.1.7 Der Fettstoffwechsel im Dickdarm

Nahrungsfette, endogene Fette und Fettbestandteile der Mikroorganismen können von lipolytischen Bakterien im Dickdarm verstoffwechselt werden. Die Fettsäuren werden isomerisiert, hydrolysiert oder hydratisiert und danach zur Proteinbiosynthese verwendet. Lipide spielen in der Dickdarmverdauung eine untergeordnete Rolle, da sie im wesentlichen bereits im Dünndarm resorbiert wurden (HOELLER 1987).

2.2 Methoden zur Untersuchung des mikrobiellen Dickdarmstoffwechsels

In-vivo-Untersuchungen am Ökosystem Dickdarm sind schwierig; während der Darm bei Versuchstieren durch Fistulationstechniken zugänglich gemacht werden kann, basieren Untersuchungen am Menschen in der Regel auf Faeces als von den Mikroorganismen zu fermentierendes Substrat.
Die Interaktionen zwischen Wirt und Mikroorganismen lassen sich durch Vergleiche zwischen spezifisch pathogenfreien, gnotobiotischen und konventionell gehaltenen Versuchstieren beobachten. Die gewonnen Daten müssen wegen der grundsätzlichen morphologischen, histologischen und funktionellen Unterschiede zwischen keimfreien und konventionell gehaltenen Versuchstieren vorsichtig interpretiert werden (GORDON und PESTI 1971, WOSTMANN 1981).
Untersuchungen am Ökosystem Darm müssen die mikrobiellen Stoffwechselleistungen qualitativ und quantitativ erfassen. Die Zusammensetzung der Bakterienpopulation kann durch spezielle Kulturmedien, Isolations- und Quantifizierungsmethoden erforscht werden, bleibt aber wegen der vorliegenden anaeroben Verhältnisse sowohl schwierig, als auch zeit- und kostenaufwendig (MITSOUKA et al. 1976, BROWN 1977). Deshalb wurde versucht, unter definierten Bedingungen die Mikroorganismen so in Inkubationsmedien zu kultivieren, daß diese dabei ihre Stoffwechselleistungen aufrechterhalten. Ursprünglich wurden anaerobe Systeme, die einfachen Batch-Kulturbedingungen entsprachen, konstruiert, d. h. geschlossene Systeme mit oder ohne Bereitstellung von verschiedenen Nährstoffen und mikrobiell fermentierbarer Substrate. Da in diesen Systemen die Fermentationsendprodukte nicht entfernt werden, verändern sich die Kenngrößen des mikrobiellen Stoffwechsels, so daß eine längere Versuchs-dauer nicht sinnvoll ist. Deshalb wurden Systeme mit kontinuierlichen oder semikontinuierlichen Techniken entwickelt, in denen die Mikroorganismen-Population bezüglich Wachstum, Substratangebot, Kulturmedium und Entfernung der Fermentationsproduke über längere Zeit unter “steady state“-Bedingungen gehalten werden können.

VEILLEUX und ROWLAND (1981) beschrieben ein kontinuierliches In-vitro-System für die Inkubation von Rattenfaeces unter Zusatz eines Nährmediums und kontinuierlicher Inokulation unter kontrollierten Bedingungen (Temperatur, pH, Redoxpotential, kontinuierliche Durchmischung). In späteren Versuchen zeigten sie, daß die Wiederfindungsraten für einzelne Mikroorganismen und die Aktivität bakterieller Enzyme den In-vivo-Verhältnissen weitgehend entsprachen. FRETER (1983) konstruierte ein kontinuierlich perfundiertes System zur Simulation des Dickdarm-Ökosystems von Mäusen.

MILLER und WOLIN (1981) beschrieben erstmals ein semikontinuierliches In-vitro-System für menschliche Faecalflora. Sie inkubierten frische Faeces unter anaeroben Verhältnissen und versorgten die enthaltenen Mikroorganismen alle 12 Stunden mit Nährlösung, wobei sie beobachteten, daß die Zusammensetzung der Mikroorganismen in Abhängigkeit vom zu fermentierenden Substrat variierte. EDWARDS et al. (1985) untersuchten mittels einer kontinuierlichen Inkubationstechnik mit stündlicher Nährlösungszufuhr und Entfernung der Fermentationsprodukte, den Einfluß der zu fermentierenden Substrate auf die Mikroorganismen. Sie fanden jedoch eindeutige Unterschiede zwischen den In-vivo- und In-vitro-Ergeb-nissen. DUNCAN und HENDERSON (1990) beschreiben eine semi-kontinuierliche Inkubationstechnick zur Kultivierung menschlicher Faecalflora, bei der jedoch kein "steady state"-Status erreicht werden konnte. Das Inkubationsmedium wurde nur dreimal am Tag mit Re-Inokulum und Nährlösung versorgt, was zu einer Selektion der Mikroorganismen und einer verzögerten Anpassung an das neue Substrat führte.

Erstmals beschrieben BREVES et al. (1991) eine semikontinuierliche Inkubationstechnik, bei der als Inokulum und Substrat Dickdarmchymus von Schweinen verwendet wurde. Dadurch ist sichergestellt, daß chemisch-enzymatisch vorverdaute Nahrungsbestandteile den Dickdarmverhältnissen entsprechend in vitro eingesetzt werden.

2.3 β-Laktam-Antibiotika

Es gibt vier Klassen von β-Laktam-Antibiotika:

1. Penicilline 30 Derivate)
2. Cephalosporine (20 Derivate)
3. Monobactame (z. Zt. nur Aztreonam)
4. Carbapeneme (z. Zt. nur Ibipenem)

(FORTH et al. 1996)

β-Laktam-Antibiotika haben als Grundgerüst eine 6- (Penicillin) oder 7-Aminopenicillansäure (Cephalosporin). Diese besteht aus einem dreidimensionalen Ringsystem, das einen β-Laktam-Ring beinhaltet. Dieser Ring geht gespalten eine meist kovalente Bindung mit dem aktiven Zentrum der bakteriellen Murein-Transpeptidasen ein. Die Murein-Transpeptidase wird auch Penicillin-bindendes-Protein (PBP) genannt. Dieses Enzym fehlt dann bei der Quervernetzung der Peptidoglycanstränge des Mureins, das ein Hauptbestand-teil der bakteriellen Zellwand ist. Aufgrund des hohen osmotischen Druckes in den Bakterienzellen erfolgt nun eine Deformierung der Mikroorganismen, und durch größere Zellwanddefekte stülpt sich das Plasmalemm hervor. Das Plasmalemm zerreißt, da es ohne die unterstützende Zellwand den hohen intrazellulären Druck nicht dauerhaft kompensieren kann; es kommt zur Zellyse.

Von mangelhafter Zellwandsynthese sind nur die proliferierenden Bakterien betroffen, so daß β-Laktam-Antibiotika in erster Linie bakteriostatisch wirken; jedoch können sie im periplasmatischen Raum Murein-Hydrolasen aktivieren, die als autolytische Enzyme für die bakterizide Wirkung der β-Laktam-Antibiotika verantwortlich sind. Bakterien ohne Zellwand (z. B. Mykoplasmen, Ureaplasmen), obligat intrazellulär parasitierende Bakterien (z. B. Chlamydien, Rickettsien) sowie überwiegend intrazellulär parasitierende Bakterien (z. B. Salmonella typhi, Brucellen) können von β-Laktam-Antibiotika nicht angegriffen werden.

Der β-Laktam-Ring wird in alkalischem und saurem Milieu hydrolytisch gespalten. Die Wirksamkeit der Antibiotika ist von drei Faktoren abhängig: Penetrationsgeschwindigkeit, Wirkstoffaffinität (Anteil an Penicillinbindungsproteinen, PBP), β-Laktamase-Stabilität. β-Laktam-Antibiotika sind nur geringgradig toxisch, da Säugetierzellen keine Zellwand besitzen. β-Laktam-Antibiotika penetrieren Knochen, Perikard, Pleura und die Plazentaschranke gut. Für alle Penicilline und Abkömmlinge gilt "hohe Parasitropie bei fehlender Organotropie". Nicht im Dünndarm resorbierte oral aufgenommene oder mit der Galle sezernierte Antibiotika wirken im Dickdarm auf die autochthone Flora bakteriostatisch oder bakteriozid (NORD et al. 1984, NORD und EDLUND 1990). Durch die Störung der "Climax communities" (SAVAGE 1989) nimmt die Kolonisationsresistenz ab. Immune autochthone Keime vermehren sich stark, und potentiell pathogene allochthone Keime können sich ansiedeln.

Durch massiven Gebrauch seit den Anfängen des Antibiokaeinsatzes sind im Laufe der Jahre innerhalb der Mikroorganismen viele resistente Stämme gezüchtet worden (FORTH et al. 1996, PAPICH 1984, CAPRILE 1988).

Man unterscheidet bei der bakteriellen Resistenz gegen Antibiotika zwischen "natürlicher" und "erworbener" Resistenz.

Unter natürlicher Resistenz der Mikroorgannismen versteht man die Fähigkeit, den Wirkstoff durch endogen chromosomal vermittelte Bildung von β-Laktamasen (z. B. Staphylokokkus aureus) zu desaktivieren, ihn am Eindringen in die Zelle zu hindern (z. B. Schleimkapsel o. ä.) oder das Fehlen der sensitiven Strukturen (z. B. zellwandlose Bakterien, obligat oder vorwiegend intrazellulär wachsende Bakterien o. ä.), die für den Wirkmechanismus des Antibiotikums entscheidend sind.

Unter erworbener Resistenz wird der Besitz von Resistenzallelen verstanden, die durch Rekombination bzw. Mutation im Chromosomenbestand entstanden oder über Plasmid erworbenen sind. Chromosomal codierte strukurelle Veränderungen der Zellwand, die nur bei gramnegativen Bakterienzellen möglich sind, beeinträchtigen die Penetration zahlreicher β-Laktam-Antibiotika. Veränderte PBP-Rezeptoren beeinträchtigen die Affinität von zahlreichen β-Laktam-

Antibiotika zu ihren Zielenzymen (z. B. wird Cefotaxim, ein Cephalosporin der 3. Generation, so unwirksam). Die bei gramnegativen Bakterien aufgrund von Resistenzallelen gebildeten β-Laktamasen sind im periplasmatischen Raum zwischen äußerer und innerer Membran anwesend. Sie können sowohl durch das Zerstören des β-Laktamringes die Bindung an den PBP-Rezeptor verhindern, als auch nach erfolgter PBP-Ester-Bindung diese hydrolysieren und so rückgängig machen. Bei der chromosomal gebundenen Resistenz variiert die Menge gebildeter β-Laktamase erheblich; werden große Mengen gebildet, entsteht häufig eine Resistenz gegen alle β-Laktam-Antibiotika. Die so enstandenen resistenten Mutanten haben eine dauerhaft hohe "konstitutive" oder "stabil deprimierte" β-Laktamase-Produktion. Eine mutationsbedingte Defizienz der Murein-Hydrolasen führt zur Toleranz des Antibiotikums, d. h. normale therapeutische Dosen haben nur bakteriostatischen Effekt, extrem hohe wirken jedoch auch bakteriozid. Die Resistenz gramnegativer Bakterien gegen Breitbandpenicilline wird entweder plasmidcodiert oder chromosomengebunden weitergegeben. Durch Konjugation, Transduktion oder Transformation wird die erfolgreiche Information innerhalb der Bakterienpopulation verbreitet. Ampicillin kann bei erstmaliger Gabe in gnotobiotischen mit ausgewählten Bakterienstämmen besiedelten Schafen sensible E. coli-Populationen um den Faktor 10^3 vermindern; weitere Ampicillin-Gaben sind jedoch schon erfolglos (COSTE et al. 1984). β-Laktam-Antibiotika induzieren eine Mehrschritt-Resistenz, das heißt, es muß in der Regel ein Mehrfachkontakt zwischen den Bakterien und dem Medikament gegeben sein, bis die Population komplett resistent ist.

Sublaktam und Clavulansäure schützen β-Laktam-Antibiotika vor plasmid-codierten β-Laktamasen, nicht aber vor chromosomal codierten. Beide wirken suizidal, das heißt, sie gehen eine irreversible Bindung mit den β-Laktamasen ein. Penicillin und seine Derivate fördern über kovalente Proteinbindungen Allergisierungen. Zwischen den Penicillin-Derivaten und den Cephalosporinen besteht Kreuzresistenz, jedoch zeigen nur 1-2 % aller Patienten mit Penicillin-Allergie auch allergische Reaktionen bei Cephalosporin-Gabe (CERNY 1996).

2.3.1 Ampicillin

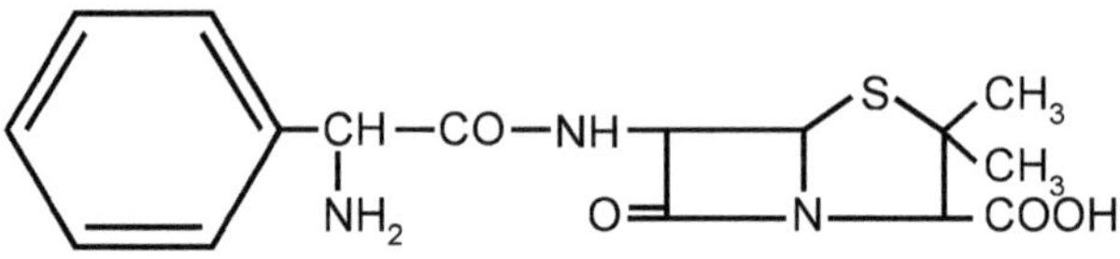

Ampicillin wurde 1961 nach erfolgter klinischer Prüfung für den klinischen Gebrauch zugelassen.

2.3.1.1 Eigenschaften und Pharmakokinetik

Ampicillin ist ein Derivat der 6-Aminopenicillansäure mit einer Molekularmasse von 371 (FORTH et al. 1996). Das Antibiotikum ist leicht basisch, gut wasserlöslich und in wässriger Lösung instabil (LÖSCHER et al. 1991). Ampicillin ist nicht penicillase-resistent, weshalb es oft mit Sublaktam oder Clavulansäure kombiniert wird. Das Wirkungsspektrum umfaßt:

- grampositive Kokken (α/β hämolysierende Streptokokken, Pneumokokken, sensible Staphylokokken, Peptokokken, Peptostreptokokken, Meningokokken, Gonokokken, Enterokokken)
- grampositive Stäbchen (Listerien, Corynebakterien, Bacillus anthrakis, Clostridien, Actinomyces)
- gramnegative Stäbchen (Bacteroides, Fusobakterien, Hämophilus influenzae, Proteus mirabilis, Salmonellen, Leptospiren, Borrelien, Spirochaeten)

FORTH et al. 1996, POLLACK et al. 1996, BLACK et al. 1991)

Resistent gegen Ampicillin sind viele Klebsiellen, indolpositive Proteus ssp. und Pseudomonas aeruginosa. Ampicillin hat gegenüber Penicillin bei grampositiven Bakterien eine 2- bis 5-fach verringerte, bei gramnegativen Bakterien eine 4- bis 10-fach erhöhte Wirksamkeit. Die Fähigkeit von Ampicillin, die bakterielle

Zellwand zu durchdringen, ist bei gramnegativen Bakterien gut, bei grampositiven verzögert. Ampicillin kann oral oder parenteral verabreicht werden. Die für Menschen empfohlene Dosis liegt bei 3-6 g/d, für Schweine bei 10-30 mg/kg/d (FORTH et al. 1996, POLLACK et al. 1996). 30-40 % des Medikamentes werden bei oraler Gabe im Dünndarm resorbiert. Die Bioverfügbarkeit beträgt nach oraler Applikation 30-50, die Plasmabindung 20 %. Der Mindestspiegel im Blut muß 5 µg/ml betragen. Die Ausscheidung erfolgt zu 30 % (bei Gabe per os) über die Nieren und zu 5 % über die Galle. 20-30 % des Medikamentes werden metabolisiert. Die Ausscheidung erfolgt unverändert (FORTH et al. 1996). Die Halbwertzeit beträgt beim Menschen 60, beim Hund 30, beim Pferd 90 und beim Kalb 45 Minuten (LÖSCHER et al. 1991). Ampicillin hat einen direkten hemmenden Effekt auf die Kontraktilität der glatten Darmmuskulatur, wodurch die Transitzeit verlängert wird (PERCY und CHRISTENSEN 1985, LEES und PERCY 1981). WRIGHT und NASH (1984) beobachteten, daß 14 von 18 Hunden unter wiederholter Ampicillin-Therapie eine subklinische Glomerulonephropathie entwickelten. Es treten bei 5-20 % aller Patienten "pseudoallergische" Reaktionen in Form eines urtikariellen, morbilliformen Exanthems oder eines Arzneimittelfiebers auf. Diese Erscheinungen sind unspezifisch, nicht IgE-vermittelt und reversibel im Gegensatz zur echten Penicillin-Allergie.

2.3.1.2 Einfluß auf die Dickdarmflora und deren Stoffwechselleistungen

Ampicillin induziert bei gramnegativen Bakterien eine verstärkte Synthese von β-Laktamasen. LOFSTEDT et al. (1996) konnten bei Versuchen mit E. coli-infizierten Kälbern keine signifikanten Wirkungsunterschiede zwischen Ampicillin und einer Kombination aus Ampicillin mit Sublaktam feststellen, was für eine starke bedarfsabhängige β-Laktamase-Produktion sprechen kann. Im Dickdarm wirkt es besonders auf die gramnegativen Stäbchen (speziell Bacteroides spp., Fusobakterien) (FORTH et al. 1996). Kompensatorisch konnte ein Anstieg von Citrobaktern, Klebsiellen und Proteus mirabilis festgestellt werden. KNOTHE et al. (1965) beobachteten eine starke Abnahme der gramnegativen anaeroben Stäbchen (im speziellen bei E. coli, Bifidobakterien) und der Enterokokken. LEIGH (1979) registrierte eine Keimzahlveränderung von aeroben Stäbchen und Candida.

RAO et al. (1988) zeigten beim Menschen, daß bei gleichzeitiger Gabe von Ampicillin und Lactulose als Kohlenhydratquelle Faecesvolumen, Faecesgewicht und Defäkation zunahmen. Laktulose ist ein Kohlenhydrat, das der Mensch mit seinen endogenen Enzymen nicht abbauen kann. Laktulose wird beim gesunden Mensch von den darmbewohnenden Mikroorganismen fermentiert. Durch Ampicillin-Gabe werden diese geschädigt, weshalb die Laktulose nicht mehr abgebaut wird und als großer Osmolyt nun vermehrt Wasser in den Darm zieht. Nach Ampicillin-Gabe bei Kälbern wurde eine abnehmende verzögerte Glukoseabsorption festgestellt (ROLLIN et al. 1986). Bei 3,8 bis 15 % aller Humanpatienten kommt es während oder nach der Ampicillin-Behandlung zur antibiotika-assozierten-Diarrhoe (RAO et al. 1988, BARTLETT 1980, TEDESCO 1975, LUSK et al. 1977, GURWITH und LOVE 1977, BERKOWITZ et al. 1976, RUSSO et al. 1980).

2.3.2 Cephalexin

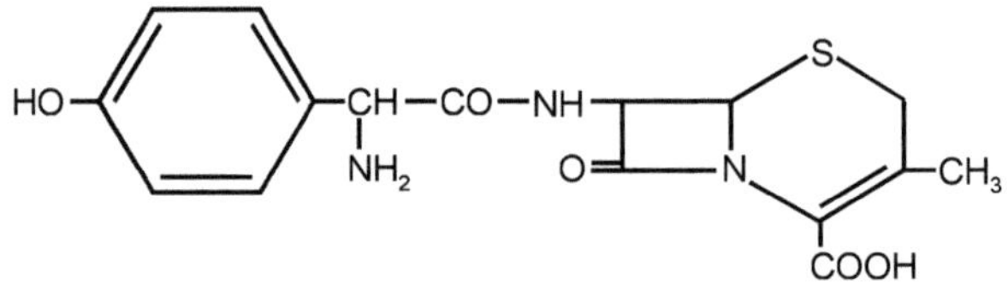

Der Pilz Cephalosporium acremonium wurde 1948 von G. Brotzu erstmals beschrieben. Dieser Pilz ist in der Lage, mehrere antibakterielle Substanzen zu produzieren. Eine von diesen, Cephalosporin C, hemmt das Wachstum vieler grampositiver und gramnegativer Bakterien. Aufgrund penicillin-resistenter Staphylokokken enstand in den fünfziger Jahren ein vermehrtes Interesse am klinischen Einsatz von Cephalosporinen. 1964 wurde das erste Cephalosporin, Cephalothin, in die Klinik eingeführt. Cephalexin wurde 1971 für den klinischen Gebrauch zugelassen.

2.3.2.1 Eigenschaften und Pharmakokinetik

Cephalosporine gehören zu den weltweit am meisten genutzen Antibiotikaklassen und haben einen 20 %-igen Anteil am Antibiotikaverbrauch eines Krankenhauses sowie einen finanziellen Anteil von 50 % des Krankenhausetats für Antibiotika (CAPRILE 1988).

Das Grundgerüst der Cephalosporine ist ein Derivat der 7-Amino-cephalosporansäure und wird an Position 3 oder 7 (α oder β) mit unterschiedlichen Resten kombiniert (YEEH und QUEENER 1990). Der Dihydrothiazinring verleiht dem β-Laktam-Ring eine größere Stabilität, dadurch sind Cephalosporine Staphylokokken-β-Laktamase stabil. Die einzelnen Cephalosporine haben je nach Rest sehr unterschiedliche Eigenschaften. Die Stoffklasse der Cephalosporine wird nach dem Zeitpunkt der Zulassung in drei verschiedene Generationen unterteilt. Cephalexin ist ein Oralcephalosporin der ersten Generation mit einer Molekularmasse von 365. Das Antibiotikum ist säurestabil, gut wasserlöslich und in wässriger Lösung stabil (LÖSCHER et al. 1991).

Das Wirkungsspektrum umfaßt:

- grampositive Kokken (α/β hämolysierende Streptokokken, sensible Staphylokokken)
- grampositive Stäbchen (Corynebakterien)
- gramnegative Stäbchen (Hämophilus influenzae, Proteus mirabilis, Salmonellen, Listerien, Klebsiellen, E. coli, Actinobacillen, Pasteurellen)

FORTH et al. 1996, CAPRILE 1988, SILVER et al.1977)

Cephalexin ist unwirksam gegen Enterobakter aeruginosa, Citrobakter, Serratia marcescens, Pseudomonas aeruginosa, Bacteroides fragilis, Enterokokken und indolpositive Proteus (SILVER et al. 1977, FORTH et al. 1996). Ursprünglich war Cephalexin gut wirksam gegen β-Laktamase-bildende Staphylokokken, E. coli und Klebsiellen, doch sind mittlerweile die meisten E. coli-, Klebsiellen- und Proteus-Stämme resistent (FORTH et al. 1996). Noch 1983 berichteten LING und RUBY von einem 96 %-igem Therapieerfolg bei Hunden mit Harnwegsinfektionen durch Klebsiellen. Die Fähigkeit des Pharmakons zu penetrieren ist bei gramnegativen Bakterien gut, bei grampositiven verzögert. Cephalosporine überwinden wegen ihrer Lipophilie die Liquorschranke nur in geringen Mengen. Viele Keime im Liquor sind jedoch so empfindlich, daß trotzdem vom Paul-Ehrlich-Institut Cephalosporine zur Meningoenzephalitis-Therapie empfohlen werden

Cephalexin kann nur oral verabreicht werden. Die empfohlene Dosis liegt für Menschen bei 3-6 g/d, für Großtiere bei 8-33 mg/kg und für Hunde bei 15 mg/kg (PAPICH 1984, LEES et al. 1990, CAPRILE 1988, POLLACK et al. 1996). Bei oraler Gabe werden 80-100 % des Medikamentes resorbiert (WICK 1967). GINSBURG (1982) fand, daß bei gleichzeitiger Gabe von Milch und Cephalexin der Serumpeak und die Fläche unter der Serumspiegelkurve abnahm. Die Bioverfügbarkeit beträgt nach oraler Applikation 80-90, die Plasmabindung 10-15 %. Die Ausscheidung erfolgt zu 90 % über die Nieren und zu 5-10 % über die Galle (CAPRILE 1988, FORTH et al.1996). CLARK et al. (1968) und KUNIN et al. (1970) beobachteten eine verzögerte Cephalexin-Ausscheidung bei vorgeschädigter Niere. MORITA et al. (1990) zeigten an neonatalen Ratten, daß Cephalexin in gleichem Maße resorbiert wird, das Verteilungsvolumen jedoch größer ist und die Eliminationsrate geringer ist als bei adulten Tieren. Das Cephalexin wird unverändert ausgeschieden. Die Halbwertszeit beträgt beim Menschen 1 Stunde, beim Hund 30 Minuten und beim Schwein unter 30 Minuten (THOMSON et al. 1984). Die Empfehlung für den Plasmaspiegel beträgt 15 µg/ml bei Menschen (FOORD 1969) und Carnivoren (CROSSE und BURT

1984), 6-8 µg/ml bei Pferden (LEES et al. 1990) und 4-5 µg/ml beim Kanichen (CAPRILE 1988).

Als Nebenwirkungen können Nephritis, Hepatitis, Leukopenien, Thrombozytopenien und Vitamin-K-Mangel auftreten (PAPICH 1984). CLARK et al. (1968) erwähnt Exantheme und Monilia-Vaginitis. Cephalosporine der ersten Generation sind teilweise nephrotoxisch (FORTH et al. 1996). SAKER et al. (1973) dokumentieren einen Fall mit reversibler toxischer Psychose, durch Cephalexin hervorgerufen, bei einem Patienten mit vorgeschädigter Niere. Vomitus und Diarrhoe können bei 1-3 % der Patienten beobachtet werden (FORTH et al. 1996).

2.3.2.2 Einfluß auf die Dickdarmflora und deren Stoffwechselleistungen

Da Cephalexin nahezu vollständig im Dünndarm resorbiert wird, sind die Auswirkungen auf die Dickdarmflora eher gering. Bacteroides, die größte Keimgruppe im Dickdarm, sind resistent gegen Cephalexin. NORD und EDLUND (1990) beobachteten beim eng verwandten Cefaclor einen Anstieg von Enterobacter und ein Verschwinden von Bifidusbakterien.

Während der Therapie wurden lokale Unverträglichkeiten wie Magenschmerzen, Krämpfe und Vomitus festgestellt (CAPRILE 1988, KIETZMANN et al. 1992). Die Leberenzyme SGOT, SGPT und AP sind während der Therapie oft geringfügig erhöht. Bei ca. 1-3 % aller Patienten kann sich während oder nach einer Cephalexintherapie eine antibiotika-assoziierte Diarrhoe entwickeln (FORTH et al. 1996). HIRSCHHORN et al. (1994) und ZEHNDER et al. (1995) geben an, daß ca. 1-5 % aller mit Cephalexin behandelten Patienten antibiotika-assozierte Diarrhoe bekommen.

2.4 Antibiotika-assoziierte intestinale Erkrankungen

Antibiotika haben häufig gastrointestinale Nebenwirkungen. Je nach Ausprägung der Symptome spricht man von antibiotika-assozierter Diarrhoe (AAD), antibiotika-assozierter Colitis (AAC) oder pseudomembranöser Colitis (PMC), wobei sich AAC und PMC in der Regel aus einer AAD entwickeln (FEKETY 1991). Laut ROCHE (1987, S. 394) ist eine Diarrhoe definiert als das "mehr als dreimalige Absetzen ungeformten Stuhls in vermehrter Menge, eventuell mit Schleim-, Eiter- und Blutbeimengung". Müssen mehrere Antibiotika zur Bekämpfung einer Erkrankung eingesetzt werden, erhöht sich das Risiko, an AAD zu erkranken (BRAUSE et al.1980).

2.4.1 Antibiotika-assoziierte Diarrhoe (AAD)

Antibiotika beeinflußen immer auch die physiologische Darmflora, indem sie die Mikroorganismen entweder in ihrer Vermehrung hemmen oder töten. Dadurch sinkt auch die Fettsäureproduktion, denn die übriggebliebenen Mikroorganismen können die Kohlenhydrate im Dickdarm nur noch in geringen Mengen abbauen. Eine Abnahme der Fettsäurekonzentration führt zu einer gestörten Elektrolytabsorption, einer verminderten Wasserretention und zu einer geringeren Colonozytensynthese (CUMMINGS et al. 1987, SCHNABEL 1990, DIENER et al. 1994, SCHEPPACH 1994, STEIN et al. 1994, SCHEPPACH et al. 1992, CLAUSEN et al. 1991). Die nicht verwerteten Kohlenhydrate ziehen vermehrt Wasser ins Lumen. Demzufolge kommt es zu einer osmotisch bedingten Diarrhoe (EDWARDS et al.1986).

Toxinbildende Clostridium difficile-Populationen konnten nur bei 3 % aller gesunden Menschen nachgewiesen werden (TRNKA und LAMONT 1984). BARTLETT (1986) und LYERLY et al. (1988) wiesen bei 25 % aller unter Antibiotika-Therapie stehenden Patienten, unabhängig davon, ob diese eine Diarrhoe zeigten oder nicht, eine Kolonisation mit toxinbildenen Clostridium difficile-Stämmen nach.

1935 entdeckten HALL und O'TOOLE Clostridium difficile bei neugeborenen Säuglingen. Bis zu 55 % aller Neugeborenen sind mit toxinbildenden Clostridium-difficile-Stämmen besiedelt (DONTA und MYERS 1982). Als Ursache für die Besiedlung von Säuglingen ohne gesundheitliche Beeinträchtigung werden das Fehlen von Toxinrezeptoren und ein Fehlen der Kopplung von Toxinrezeptoren an die Toxinaufnahme diskutiert (EGLOW et al. 1990, MITCHELL et al. 1986, BONGAERTS und LYERLY 1994). Krankheitsauslösend scheint die unterschiedliche Pathogenität der Clostridien zu sein. Mehr als 25 % aller AAD-Fälle werden durch Clostridium difficile hervorgerufen (HIRSCHHORN et al. 1994, CERNY 1996, BARTLETT 1994, BONGAERTS und LYERLY 1994). Bei 10-15 % der Patienten mit AAD entwickelt sich eine Colitis (FEKETY 1991).

Tabelle 1: Übersicht über die Klinik der verschiedenen antibiotika-assozierten Erkrankungen (nach MITTY und LAMONT 1994)

Infektionsart	**Diarrhoe**	**Weitere Symptome**	**Körperlicher Zustand**	**Ergebnisse der Rectoskopie**
Keine	Keine	Keine	Normal	Normal
AAD	Mild-mäßig	Geringe Bauchkrämpfe	Geringe Unterbauch-beschwerden	Normal
AAC	Massiv (10-□) Leukozyten, verborgenes Blut; selten blutiger Durchfall	Vomitus, Anorexie, Unwohlsein, Fieber, Dehydratation, links-seitige Leukozytose	Unterbauch-beschwerden	Diffuse oder ungleichmäßige Colitis
PMC	Massiv (10-□) ohne Pseudomembranen, Leukozyten, selten mit verborgenem Blut, selten blutig	Vomitus, Anorexie, Unwohlsein, Fieber, Dehydratation, links-seitige Leukozytose	Geschwollener Bauch, massive Bauch-schmerzen,	Characteristische ablösbare gelbe Plaques, ∅ 2-10 mm, oft Urteil erst nach Koloskopie möglich
hochgradige Colitis	unterschiedlich, evtl. gar nicht (Paralytischer Ileus/Megacolon)	Lethargie, Tachykardie, Bauchschmerzen, Dilatiertes Kolon, Paralytischer Ileus	Akutes Abdomen, Verdacht auf Perforation	Sigmoido-, Koloskopie kontraindiziert, flexible Proktoskopie möglich

2.4.2 Antibiotika-assoziierte Colitis (AAC)

AAC ist eine Verstärkung der AAD unter Einbeziehung der Dickdarmwand. Die AAC läßt sich laut BARTLETT (1986) in drei Gruppen einteilen: Nichtspezifische Colitis, Hämorrhagische Colitis, Pseudomembranöse Colitis. Die Entzündung des Dickdarms bietet bei den beiden ersten Gruppen kein spezifisches endoskopisches Bild. Die Ursache ist in der Regel eine Clostridium-difficile-Invasion. Clostridium difficile ist ein grampositiver Sporenbildner in Stäbchenform mit einer vor Phagozytose schützenden Schleimkapsel, der obligat anaerob lebt (ANDREJAK et al. 1991, BONGAERTS und LYERLY 1994). Das Bakterium produziert Proteasen, Hyaluronidasen, Heparinasen, Chondroitin-4-Sulfatasen. Letzere hemmen die Enzyme, die vom Gewebe hergestellt werden (SEDDON et al. 1990). Circa 75 % aller Clostridium-difficile-Stämme sind Toxinbildner (FEKETY 1991). Das Bakterium kann vier Toxine produzieren:

- **Toxin A: Enterotoxin**

  Laut LYERLY et al. (1988) und LIMA et al. (1988, 1989) ist Toxin A verantwortlich sowohl für eine Diarrhoe aufgrund veränderter Permeabilität der Tight junctions als auch für eine Entzündung des Dickdarms und das Entstehen von Nekrosen (FEKETY 1991).

  Das Toxin besteht aus 2.710 Aminosäuren und hat ein Molekulargewicht von 308.000 (DOVE et al. 1990). Es bindet an calciumabhängige Glykoprotein- oder Glykolipidrezeptoren in der Intestinalepithelzellwand (TUCKER et al. 1991, CHU und WALKER 1993, FIORETINI et al. 1991) und dringt dann durch nun geöffnete besondere Kanäle in die Zelle ein. In der Zelle wird es in die Endosomen aufgenommen (BONGAERTS und LYERLY 1994). Das Toxin inhibiert dort die Proteinbiosynthese (HECHT et al. 1988) und verändert die Aktin-Struktur und Vincullin, welches die Zellen miteinander verbindet (HECHT et al. 1988, BONGAERTS und LYERLY 1994, FIORENTINI et al. 1991). Ebenfalls wird das Myosin verändert (LANGANGER et al. 1986, SCHLIWA 1985). Die intestinalen Epithelzellen bleiben histologisch noch ohne besonderen Befund, es erhöht sich jedoch massiv die Permeabilität der tight junctions, wodurch die Wasserresorption gestört wird (MOORE et al. 1990, HECHT et al. 1992). Infolge der zunehmenden Zelldesorganisation bewirkt Toxin A Zellnekrosen, die die Bürstensaummembran unterbrechen. Das Toxin bewirkt ferner eine gesteigerte Prostaglandin-Synthese (MITTY und LAMONT 1994, GANDHI et al. 1992) und eine vermehrte Freisetzung des plättchen-aktivierenden Faktors (PAF) (DOEBBER et al. 1991).

- **Toxin B: Cytotoxin**

Toxin B ist nicht enterotoxisch, bewirkt jedoch nach Zellaufnahme eine zelluläre Desorganisation, die zur typischen Kugelform der Zellen führt (ANDREJAK et al. 1991, HECHT et al. 1992, MITCHELL et al. 1987).
Das Toxin hat 2366 Aminosäuren bei einem Molekulargewicht von 279.000. Nach pinozytotischer Aufnahme in die Zelle bewirkt Toxin B eine Phosphorylierung des Tropomyosins, das den Aktin-Aufbau kontrolliert. Aufgrund des inaktivierten Tropomyosins zerreißen die Mikrofilamente (CIESELSKI-TRESKA et al. 1991), und Aktin F wird wieder zu Aktin G (THELESTAN und BRONNEGARD 1980). Durch zunehmende Zelldesorganisation entstehen vermehrt Nekrosen, der Epithelzellverband löst sich auf (BONGAERTS und LYERLY 1994). Aufgrund der Zerstörung der Mikrofilamente wird die Phospholipase A_2 aktiviert, die die Prostaglandin-Synthese fördert.

- **Zwei weitere Toxine**

Diese Toxine sollen die Dickdarmmotilität senken, indem sie die myoelektrische Aktivität der glatten Muskulatur verringern (MARBET 1991, MCFARLAND und STAMM 1986).

Die Toxine A und B sind sehr homolog aufgebaut (VON EICHL-STREIBER et al. 1992). Obwohl die Toxine A und B immer zusammen vorkommen, läßt sich am einfach nachzuweisenden Toxin B keine Aussage über die zu erwartende Menge an Toxin A machen (BONGAERTS und LYERLY 1994, BORRIELLO et al. 1987). Die Pathogenität eines Stammes wird durch die Fähigkeit, in möglichst kurzer Zeit eine möglichst große Menge Toxin A zu bilden, bestimmt (BORRIELLO et al. 1987).

2.4.3 Pseudomembranöse Colitis (PMC)

Die erste Beschreibung eines PMC-Falles hat FINNEY 1893, nach einer Gastroenterostomie bei einer jungen Frau verfaßt. Die PMC hat eine vielfältige Ätiologie. Früher wurde als Hauptursache eine Staphylokokkus aureus Infektion angenommen (BARTLETT 1986). Erst in den späten siebziger Jahren wurde eine Superinfektion mit hochpathogenen Clostridium difficile-Stämmen, meist nach Antibiotikatherapie, als Hauptverursacher der PMC erkannt (BORIELLO et al. 1983, HAFIZ et al. 1976, SMITH und KING 1962). Selten wird eine PMC auch durch Zytostatikatherapie, Staphylokokken-Infektionen, zystische Fibrose oder Diabetes mellitus Typ I hervorgerufen (ANDREJAK et al. 1991, MCFARLAND und STAMM 1986). Aus Schleim, Fibrin, Leukozyten und Epithelzellen formieren sich Pseudomembranen, die ohne Substanzverlust ablösbar sind. Daraus resultiert eine Zerstörung der Mucosa und der Darmzotten, die eine hochgradige Resorptionstörung zur Folge hat (MARBET 1991). Unterschiedlich gravierende Symptome sind klinisch zu beobachten: Enteropathie mit hohem Proteinverlust, starke Exsikkose sowie toxisches Megacolon. Unbehandelt sterben 10-20 % der Patienten mit PMC (FEKETY 1991).

2.5 Behandlung der antibiotika-assozierten Erkrankungen

Die Therapiemaßnahmen richten sich nach dem Schweregrad der Erkrankung. Die erste Maßnahme besteht immer im sofortigen Absetzen des auslösenden Antibiotikums. Im Zweifel muß zur Therapie der ursprünglichen Noxe ein Antibiotikum aus einer anderen Wirkstoffgruppe gewählt werden. Wenn nicht schon parallel zur Antibiotikagabe erfolgt, sollte jetzt mit der oralen Gabe von Sacharomyces boulardii begonnen werden (SURAWICZ et al. 1989). Sacharomyces boulardii wirkt direkt bakteriozid oder bakteriostatisch und produziert Substanzen, die Toxine neutralisieren können (POTHOULAKIS et al. 1993, CZERUKA et al. 1994). BUTS et al. (1994) vermuten, daß trophische Effekte, die während der Hefe-Therapie an der Dickdarmmucosa zu beobachten sind, über endogene Freisetzung der Polyamine Spermin und Spermidin hervorgerufen werden. Die Hefe agglutiniert andere Hefen und Bakterien, so daß diesen die Möglichkeit zur Anheftung an das Dickdarmepithel genommmen wird (GEDEK et al. 1990). Danach sollte die Diarrhoe innerhalb weniger Tage abklingen. YOST und GOTZ (1985) berichteten, daß bei gleichzeitiger Gabe von Ampicillin und Laktobazillen eine AAD verhindert werden kann ohne die Ampicillin-Aufnahme zu beeinflußen. Bei Verdacht auf oder Nachweis von Clostridium-difficile-Befall, im Notfall auch alleine aufgrund schwerer klinischer Symptomatik, müssen Antibiotika verabreicht werden; dabei hat sich aufgrund hoher Bakterienspezifität speziell Vancomycin als geeignet erwiesen (MARBET 1991, ANAND et al. 1994, BARTLETT 1986). Metronidazol und Bacitracin sind ebenfalls geeignet und wesentlich billiger, ohne jedoch die Substratspezifität des Vancomycins zu erreichen (GRÖSCHEL 1996, BARTLETT 1980). Unterstützend kann eine Gabe der toxinbindenden Harze Cholestyramin und Cholestipol gegeben werden (MARBET 1991, JOB und JACOBS 1997, ANDREJAK et al. 1991). Von der Anwendung antiperistaltisch wirkender Medikamente wird abgeraten, da sie die Ausscheidung der toxinproduzierenden Bakterien verhindern (MARBET 1991).

Um die Regeneration der Darmflora zu unterstützen, werden Einläufe empfohlen, deren Zusammensetzung je nach Autor variiert:

- gesunde Bakterienflora (BARTLETT 1990, JOB und JACOBS 1997)
- Bakterienspezies gesunder Flora (TVEDE und RASK-MADSEN 1989)
- nicht toxinogene Clostridium-difficile-Stämmen (FEKETY 1993, SEAL et al. 1987, CORTHIER und MULLER 1988)
- Laktobacillusarten, Bifidobakterium bifidum und E. coli-Stämme (SIMON und GORBACH 1986, ZOPPI et al. 1982)
- kurzkettige Fettsäuren (BUTZNER et al.1996, HARIG et al. 1989, BREUER et al. 1991, ROEDIGER 1982, CHAPMAN et al. 1994)

Die Prognose für eine PMC ist sehr vorsichtig zu stellen, denn die Zahl der Therapieversagen ist relativ hoch. SILVA (1989) und EDELMANN (1990) geben sie mit 6-40 % an. 10-20 % dieser Patienten werden laut KELLY et al. (1994) nach Fortsetzung der Initialtherapie einen weiteren Rückfall erleiden. Als Ursache für die zahlreichen Rückfälle werden Reinfektionen aus der Umgebung der Patienten oder das Überwuchern des Darms mit erneut aussporenden Clostridien, die das Antibiotikum nicht zerstören konnte, angegeben (JOB und JACOBS 1997). MCFARLAND et al. (1994) geben die Kosten, die bei der Behandlung eines PMC-Patienten entstehen, mit 10.500 $ an.

3 Material und Methoden

3.1 Untersuchungen mit der Colon-Simulationstechnik

Die Colon-Simulationstechnik (COSITEC) ist eine semikontinuierliche In-vitro-Inkubations-Methode, die von DREYER (1990) für Messungen der mikrobiellen Stoffwechselleistungen im Colon des Schweines aus dem RUSITEC-System (Rumen Simulation Technique) entwickelt wurde. Zur Simulation des Dickdarmstoffwechsels wird in einem gasdichten anaeroben Milieu eine definierte Menge frischer Dickdarminhalt mit einem zu fermentierenden Substrat durchmischt und dabei kontinuierlich mit einer Pufferlösung (Tab. 2) perfundiert, die in ihrer Zusammensetzung der Ileumflüssigkeit entspricht.

Tabelle 2: Zusammensetzung der Pufferlösung (mmol/l)

NaCl	115,0
$MgCl_2 * 6\ H_2O$	2,5
$CaCl_2 * 2\ H_2O$	2,5
$NaH_2PO_4 * H_2O$	1,0
KCl	10,0
Na_2SO_4	2,0
$NaHCO_3$	25,0
NH_4Cl	5,0

Der pH-Wert des Puffers wurde mit 1 N HCl auf 7,51 eingestellt, die Osmolalität betrug 300 ± 5 mosmol/kg.

Als zu fermentierendes Substrat diente die Partikelphase, die aus dem Dickdarminhalt fistulierter Schweine gewonnen wurde. Die löslichen mikrobiellen Stoffwechselprodukte wurden im Überlauf gesammelt und die bei der Fermentation entstehenden Gase wurden getrennt in gasdichten Beuteln aufgefangen.

3.1.1 Spendertiere und Aufbereitung des Caecuminhaltes

Als Spendertiere dienten vier männliche, kastrierte, adulte Schweine der folgenden Rassen: Deutsche Landrasse (1), Duroc (1), Duroc x Deutsches Edelschwein (2). Den Schweinen wurde bei einem Körpergewicht zwischen 30 bis 40 kg im Caecum nahe der Ileocaecalklappe eine T-Kanüle aus Silikon implantiert. Die Schweine wurden in Einzelboxen auf Stroh gehalten und zweimal täglich mit 1,5 kg Schweinemastfutter versorgt (Inhaltsstoffe s. Tab. 3), Wasser stand ihnen ad libitum zur Verfügung. Der Dickdarminhalt für die Untersuchungen wurde ihnen mit einer Vakuumpumpe (Aeromat, VDE 0530) über die Caecumkanüle entnommen. Der Chymus wurde dann mittels Gazefiltration in eine feste und eine flüssige Phase getrennt. Die flüssige Phase wurde verworfen, die feste Phase bei -20 °C aufbewahrt. Nach einer Sammelphase von ca. 10 Tagen wurde der Dickdarminhalt gefriergetrocknet (GT2, Leybold-Heraeus), homogen durchmischt und als zu fermentierendes Substrat im COSITEC-System eingesetzt.

Tabelle 3: Inhaltsstoffe des Schweinemastfutters (5 MF-Programm, Raiffeisen)

Inhaltsstoff	% der Frischmasse
Rohfaser	5,5
Rohfett	4,5
Rohprotein	16,5
Rohasche	5,5

3.1.2 Aufbau und technische Daten des COSITEC-Systems

In einem durch ein Umwälzthermostat konstant auf 39 °C temperierten Wasserbad wurden die aus Plexiglas hergestellten Inkubationsgefäße unten durch eine Schablone und von oben mit einer Arretierschraube fixiert. Sie hatten ein Volumen von 125 ml und waren durch schraubbare Deckel gasdicht verschließbar. Jedes Inkubationsgefäß enthielt ein am Deckel und am Boden perforiertes Innengefäß, das je zwei Nylonbeutel (Innenmaße: ca. 2x8 cm, Porenweite 40 µm, Bückmann) mit dem zu fermentierenden Substrat aufnahm. Der Deckel des Innengefäßes war über eine Führungsstange mit einer Hubstange verbunden. Ein Elektromotor sorgte mit sechs Hüben pro Minute für die Bewegung der Hubstange, wodurch eine kontinuierliche Auf- und Abwärtsbewegung der Innengefäße zur Simulation der Darmperistaltik entstand. Die Pufferlösung wurde mit einer Rate von 625 ml/Tag/Inkubationsgefäß von einer 5-Kanal-Schlauchpumpe (Ole Dich, 104 SA) durch einen Silikonschlauch (Tygon®, Kleinfeld, Hannover) über einen Zulauf, der sich im Boden des Gefäßes befand, in das Inkubationsgefäß gepumpt. Die Fermentationsprodukte gelangten mit dem Überlauf durch einen gasdichten Butylschlauch in eine gläserne Überlaufflasche. Die gasförmige Phase wurde mit Hilfe eines weiteren Butylschlauches in einem Gasbeutel (Tecobag 5 1/300x400 mm mit Zapfhahn, Tesseraux, Bürstadt) gesammelt.

3.1.3 Bedienung des Systems

Vor Inbetriebnahme des Systems wurden alle Einzelteile in einer 3,5 %-igen Formaldehydlösung desinfiziert, mit destiliertem Wasser gespült, und dann bei 60 °C im Trockenschrank getrocknet. Nach dem Zusammenbau des Systems wurden die Inkubationsgefäße im Wasserbad vorgewärmt und in die Überlaufflaschen jeweils 10 ml einer 10 %-igen Schwefelsäure gegeben, um weitere Stoffwechselprozesse zu verhindern. Die Luft wurde mit Stickstoff aus dem System gespült.

Am Starttag wurde den Spendertieren frischer Caecuminhalt entnommen und mit steriler Gaze filtriert. Die flüssige und die feste Phase mit den partikelassozierten Mikroorganismen wurden separat in einem 39 °C warmen Wasserbad aufbewahrt und von Zeit zu Zeit mit Stickstoff begast. Die feste Phase wurde in 10 g-Portionen in autoklavierte Nylonbeutel eingewogen und anschließend mit Kabelbindern verschlossen.

Ein Inkubationsgefäß wurde von Pufferschlauch, Überlaufschlauch und Hubmechanismus abgekoppelt und in einem separaten 39 °C warmen Wasserbad plaziert. Nach der Öffnung des Inkubationsgefäßes wurden in das Innengefäß ein Beutel mit frischer Festphase und einer mit ca. 2,8 g gefriergetrockneter Festphase (= Substratbeutel) gegeben.

Nachdem das nun gefüllte Innengefäß verschlossen worden war, wurde das Inkubationsgefäß mit der flüssigen Frischphase gefüllt. Durch einige manuelle Hübe wurde die Luft aus dem Nylonbeutel getrieben. Danach wurde das Gefäß luftdicht verschlossen und wieder in das System verbracht.

Nach 24 Stunden wurde der Beutel mit der frischen Festphase aus dem Fermenter entfernt und durch einen Beutel mit gefriergetrocknetem Substrat ersetzt. Durch Auf- und Abwärtsbewegung des Innengefäßes wurde überflüssige Luft aus dem System entfernt.

Der entnommene Beutel wurde zweimal 2 Minuten mit 6-8 ml vorgewärmter Pufferlösung gespült und geknetet. Die Spülflüssigkeit wurde in das Inkubationsgefäß gegeben, das anschließend wieder luftdicht verschlossen und an das System angeschlossen wurde. Im weiteren Versuchsverlauf wurde täglich jeweils ein Substratbeutel, wie beschrieben durch einen neuen ersetzt, so daß sich eine Partikelverweilzeit von 48 Stunden ergab.

Die Inkubationsgefäße waren während des täglichen Substratwechsels, der immer zur gleichen Zeit stattfand, maximal 10 Minuten geöffnet. Täglich zur gleichen Zeit vor dem Substratwechsel wurden Proben durch einen Abflußhahn an der Überlaufflasche in 6-8 Kunststoffröhrchen mit einem Volumen von je 10 ml gefüllt. Das Überlaufgefäß wurde nach dem Probenziehen vollständig entleert und mit 10 ml 10 %-iger Schwefelsäure versetzt. Ein Inkubationsgefäß als Einheit wird im folgenden Fermenter genannt.

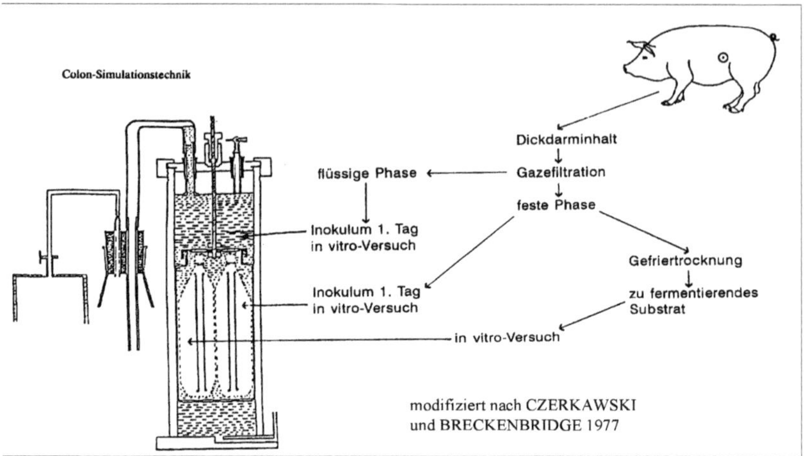

Abbildung 1: Aufbereitung und Verwendung des Dickdarminhaltes

3.2 Versuchsansätze

Nach einer 5- bis 7-tägigen Äquilibrierungsphase zur Stabilisierung des Systems folgte eine jeweils 11-tägige Meßphase, die sich in eine 5-tägige Kontrollphase und eine 6-tägige Versuchsphase mit Medikamentenapplikation gliederte (s. Tab. 4). In den ersten beiden Versuchen wurde das Verhältnis Dosis:Wirkung von Ampicillin geprüft. In Versuch 3 wurde das Verhältnis Dosis:Wirkung von Cephalexin untersucht. Im folgenden bezeichnet n die Anzahl der Fermenter.

Tabelle 4: Schematische Darstellung der Versuche, n=Anzahl der Fermenter

	Meßphase	
Äquilibrierungsphase	Kontrollphase	Versuchsphase
5-7 Tage	5 Tage	6 Tage

Versuch 1

Kontrollphase 5 Tage	Versuchsphase 6 Tage
	0,42 g/d Ampicillin (n=3)
(n=9)	0,83 g/d Ampicillin (n=3)
	1,25 g/d Ampicillin (n=3)

Versuch 2

Kontrollphase 5 Tage	Versuchsphase 6 Tage
	0,03 g/d Ampicillin (n=3)
(n=9)	0,09 g/d Ampicillin (n=3)
	0,18 g/d Ampicillin (n=3)

Versuch 3

Kontrollphase 5 Tage	Versuchsphase 6 Tage
	0,016 g/d Cephalexin (n=3)
(n=9)	0,160 g/d Cephalexin (n=3)
	0,320 g/d Cephalexin (n=3)

3.3 Meßgrößen und analytische Methoden

Während der Äquilibrierungsphase wurden täglich pH und Redoxpotential bestimmt. In der Kontroll- und in der Versuchsphase wurden die Meßgrößen pH, Redoxpotential, Verdaulichkeit der organischen Substanz, Ammoniak-Stickstoff-Konzentration, die Produktion kurzkettiger Fettsäuren und die molaren Anteile der kurzkettigen Fettsäuren Acetat, Propionat sowie Butyrat pro Tag ermittelt.

3.3.1 pH-Wert und Redoxpotential

Der pH und das Redoxpotential wurde in jedem Fermenter während des täglichen Substratwechsels gemessen. Als Meßgerät wurde das Digital pH-Meter Typ 647 (Knick, Berlin) verwendet. Es wurde in Abhängigkeit von der Messung entweder eine pH-Elektrode (V-402-M6-S7, Ingold, Steinbach) oder eine Redoxelektrode (DM 140-SC, Mettler Toledo, Gießen) an das Gerät angeschlossen.

3.3.2 Bestimmung der Verdaulichkeit der organischen Substanz

Nach der Methode von KELLNER et al. (1984) wurde die scheinbare Verdaulichkeit der organischen Substanz nach 48-stündiger Inkubation im COSITEC-System berechnet. Nach der Inkubation wurde der Beutel mit dem gefriergetrockneten Dickdarminhalt zweimal mit 6-8 ml vorgewärmter Pufferlösung gewaschen und die Spülflüssigkeit dem System zugegeben. Der Beutel mit Inhalt wurde 24 Stunden bei 65 °C getrocknet und zur Bestimmung der Trockenmasse rückgewogen. Danach wurde der Beutelinhalt in einen Tiegel gegeben und 24 Stunden bei 600 °C verascht. Nach Abkühlung der Tiegel in einem Exsikkator wurden diese zur Bestimmung des Rohaschegewichtes rückgewogen. Die scheinbare Verdaulichkeit der organischen Substanz wird aus der Differenz der Trockenmasse und des Rohaschegehaltes des Beutelinhaltes vor sowie nach der Inkubation berechnet. Die Berechnung erfolgt nach folgender Formel:

$$\text{Verdaulichkeit (\%)} = \frac{(I - F)}{I} * 100$$

I: Eingewogene Substratmenge in g organischer Substanz

F: Rückgewogene Substratmenge in g organischer Substanz

3.3.3 Messung des Ammoniakgehaltes im Überlauf

Täglich wurden 3 Überlaufproben zur Bestimmung der NH_3-Konzentrationen entnommen und bis zur Analyse bei -20 °C zwischengelagert. Nach dem Auftauen wurden 10 ml der Probe mit ca. 100 ml Aqua dest., einer Spatelspitze Graphit und 2-3 g Kupfersulfat in einen Kjeldahlkolben gegeben. Nach einer zehnminütigen Dampfdestillation (Vapodest automatic, Gerhardt, Bonn) unter Zusatz von 30 %-iger Natronlauge im Überschuß wurde das freigesetzte Ammoniak in einer Vorlage von 20 ml 0,5 %-iger Borsäure aufgefangen und anschließend durch Titration mit 0,01 N Schwefelsäure quantifiziert.

3.3.4 Bestimmung der kurzkettigen Fettsäuren (SCFA)

Die Konzentrationen der kurzkettigen Fettsäuren Acetat, Propionat und Butyrat wurden gaschromatographisch (GC-5890, Hewlett-Packard, Waldbronn, s. Tab. 5) ermittelt. Probennahme und Aufbewahrung erfolgte in der gleichen Weise wie beim Ammoniak beschrieben. 10 ml der Probe wurden mit 36500 g bei einer Temperatur von 4 °C 20 Minuten zentrifugiert. 5 ml des Überstandes wurden mit 700 µl konzentrierter Ameisensäure versetzt und nochmals (20 min, 36500 g und 4 °C) zentrifugiert. Vom Überstand wurde 1 ml in gasdicht verschließbare Rollrandampullen (1 ml Nutzvolumen, Kleinfeld) abgefüllt.

Die Proben wurden automatisch in den Gaschromatographen injiziert. Über eine Regression aus den Peakflächen der externen Standards (3-90 mmol/l, Sigma, Deisenhofen) wurden die Konzentrationen der Fettsäuren im Probenmaterial berechnet. Die tägliche Produktionsrate der einzelnen SCFA (mmol/d) ließ sich aus der Konzentration (mmol/l) der jeweiligen Fettsäuren und der täglichen Infusionsrate der Pufferlösung (625 ml/d) ermitteln.

Tabelle 5: Gerätebeschreibung und Einstellung

Gaschromatograph	1-Säulen-Gerät mit Doppel-Flammen-Ionisationsdetektor, Temperaturprogramm, Integrator
Säulen	Glas, 2*1800 mm
Trennmaterial	Chromosorb WAW mit 20% Neopentyl-Glycol-Succinat und 2 % Ortho-Phosphorsäure
Konditionierung	24 h bei 240 °C
Ofentemperatur	130 °C
Injektionsblock:	225 °C
Flammenionisationsdetektor	250 °C
Trägergas (N_2)	30 ml/min
Wasserstoff	30 ml/min
Synthetische Luft	390 ml/min
Injektionvolumen	1 µl
Wiederholungen:	2 Einspritzungen
Analysenlaufzeit	Ca. 9 Minuten

3.3.5 Bestimmung der D- und L-Laktat-Gehalte im Überlauf

Täglich wurden 2 Überlaufproben zur Bestimmung der Laktat-Konzentrationen gezogen und bis zur Analyse bei -20 °C zwischengelagert. Die Konzentration des Laktats wurde nach enzymatischen Umsatz photometrisch bestimmt (UV-Test, Best. Nr. 1112821, Boehringer, Mannheim). Dieser Assay beruht auf der Oxidation von Laktat durch spezifische L- und D-Laktat-Dehydrogenasen mit Hilfe des Coenzyms NAD^+ zu Pyruvat. Pyruvat wurde dem Reaktionsgleichgewicht durch Zusatz von Glutamat und Glutamat-Pyruvat-Transaminasen entzogen, so daß das Laktat vollständig oxidiert wurde. Das hierbei proportional zum D- bzw. L-Laktat gebildete NADH kann photometrisch bei einer Wellenlänge von 360 nm bestimmt werden. Zur Probenvorbereitung wurden 10 ml der Überlaufprobe aufgetaut und 20 Minuten bei 36500 g zentrifugiert. 5 ml des Überstandes wurden lyophilisiert (GT2, Leybold-Heraeus). Anschließend in 1 ml 10 %-iger Perchlorsäure aufgenommen und davon 500 µl im Assay eingesetzt. Die Laktatkonzentrationen, bzw. die tägliche Laktatproduktion wurde nur in den Vorversuchen A und B und Versuch 1 bestimmt, da die gemessenen Werte teilweise unter der im Testsatz angegebenen Mindestlaktatkonzentration lagen.

3.3.6 Statistische Auswertung

Die Ergebnisse der gleichbehandelten Fermenter wurden gemittelt und deren Standardabweichung ausgerechnet. Sämtliche Ergebnisse werden als $\bar{x} \pm s$, n=3 Fermenter angegeben. Die Versuche wurden mit dem Statistikprogramm BMDP2V ausgewertet. Dazu wurden von den Ergebnissen der Versuchsphase der arithmetrische Mittelwert der Kontrollphase subtrahiert und mittels einer zweifaktoriellen Varianzanalyse mit Meßwiederholung im Hinblick auf die Varianzfaktoren “Dosierung“ und “Zeit“ ausgewertet. “Dosierung“ bedeutet bei allen Versuchen der Zusatz von Antibiotika zum Puffer, im Gegensatz zur Kontrollphase ohne Zusatz. Signifikanzangaben im Text beziehen sich, wenn nicht anders angegeben, auf den Varianzfaktor “Dosierung“. Für die Varianzfaktoren werden folgende Abkürzungen verwendet:

D Dosierung
Z Zeit
D*Z Wechselwirkung zwischen Dosierung und Zeit

Für die Signifikanzangaben gilt folgendes:

p > 5% = > 0,05	nicht signifikant	n.s.
p □ 5% = □ 0,05	schwach signifikant	*
p < 1% = < 0,01	signifikant	**
p < 0,1% = < 0,001	hoch signifikant	***

4 Ergebnisse

4.1 Auswertung der vorliegenden Versuche

Die Ergebnisse der Äquilibrierungsphase wurden statistisch nicht ausgewertet. Die Ergebnisse der Kontrollphase und der Versuchsphase wurden von allen jeweils gleich behandelten Fermentern gemittelt und die Standardabweichung ausgerechnet. In den Tabellen werden als repräsentativ für die Medikamenten-Applikation die Ergebnisse des achten Versuchstages bzw. des dritten Tages der Medikamenten-Appplikation angegeben. In den pH-Wert- und Redoxpotential-Graphiken werden nur die letzten vier Tage der Äquilibrierungsphase dargestellt. Die Einzelwerte aller Versuche sind im Tabellenanhang angegeben.

4.1.1 Variabilität der Meßwerte innerhalb eines Versuches und zwischen den Versuchen

Tabelle 6 stellt Mittelwerte und Standardabweichungen innerhalb eines Fermenters, innerhalb eines Versuches sowie zwischen mehreren Versuchen während der Kontrollphase dar. Wie am Beispiel eines Fermenters zu erkennen ist, zeigten alle während der fünftägigen Kontrollphase erhobenen Meßdaten eine gleichbleibend geringe Variabilität mit Variationskoeffizienten von 0,3 % für den pH bis zu 9,0 % für die Butyrat-Produktion. Die Werte für die Variationskoeffizienten innerhalb eines Versuches lagen bei 0,3 % für den pH und bei 6,3 % für die Butyrat-Produktion. Zwischen mehreren Versuchen wurde der niedrigste Variationskoeffizient mit 0,5 % für den pH und der höchste mit 29,2 % für die Butyrat-Produktion errechnet. Die Variabilität der Meßwerte in den Versuchen ist im Tabellenanhang dargestellt. Insgesamt ist die Variabilität während der Medikamentenapplikation im Verhältnis zur Kontrolle deutlich gestiegen.

Tabelle 6: Variabilität der Meßwerte während der fünftägigen Kontrollphase ($\bar{x} \pm s$), n=Anzahl der Fermenter

	Innerhalb eines Fermenters (n=1)			Innerhalb eines Versuchs (n=9)			Zwischen mehreren Versuchen (n=27)		
Meßgröße	$\bar{x}$	±	s	$\bar{x}$	±	s	$\bar{x}$	±	s
pH	6,61	±	0,02	6,60	±	0,02	6,65	±	0,04
Redoxpot. (mV)	-335	±	1	-336	±	2	-307	±	27
OS-Verd.(%)	40,1	±	1,2	40,5	±	0,9	35,9	±	3,5
NH_3 (mmol/l)	6,2	±	0,3	6,0	±	0,2	5,9	±	0,2
SCFA (mmol/d)	5,36	±	0,29	5,28	±	0,20	4,79	±	0,47
C2 (mmol/d)	2,64	±	0,14	2,63	±	0,10	2,46	±	0,18
C3 (mmol/d)	2,05	±	0,13	1,97	±	0,12	1,79	±	0,18
C4 (mmol/d)	0,67	±	0,06	0,67	±	0,04	0,53	±	0,16
mol%C2	49,2	±	1,1	49,9	±	1,1	51,6	±	1,9
mol%C3	38,3	±	1,1	37,4	±	1,5	37,4	±	1,6
mol%C4	12,5	±	0,8	12,7	±	0,8	11,0	±	2,5

4.2 Ampicillin

4.2.1 Wirkung von Ampicillin auf den mikrobiellen Stoffwechsel

Im Versuch 1 wurden drei Medikamentenkonzentrationen an jeweils drei Fermentern geprüft. In Versuch 2 wurden drei besonders niedrige Konzentrationen gewählt, um die minimalste Konzentration zu ermitteln, die noch zu Veränderungen des Dickdarmstoffwechsels führt.

4.2.1.1 pH-Werte und Redoxpotentiale

Tabelle 7: pH-Werte vor und während der Ampicillin-Applikation

pH		Kontrolle			Ampicillin, 3.Tag			Zweifaktorielle Varianzanalyse		
Vers.	Dosis	$\bar{x}$	±	s	$\bar{x}$	±	s	D	Z	D*Z
2	0,03 g/d	6,68	±	0,02	6,91	±	0,01	n.s.	***	*
2	0,09 g/d	6,67	±	0,02	6,88	±	0,03			
2	0,18 g/d	6,67	±	0,03	6,90	±	0,01			
1	0,42 g/d	6,61	±	0,01	6,72	±	0,02	n. s.	***	**
1	0,83 g/d	6,60	±	0,02	6,74	±	0,02			
1	1,25 g/d	6,60	±	0,02	6,67	±	0,04			

Dosisunabhängig stieg der pH-Wert hoch signifikant während der Versuchsphase im Vergleich zur Kontrollphase. Die Wechselwirkung zwischen den Varianzfaktoren "Dosierung" und "Zeit" war bei den höheren Dosen signifikant, bei den niedrigeren nur schwach signifikant.

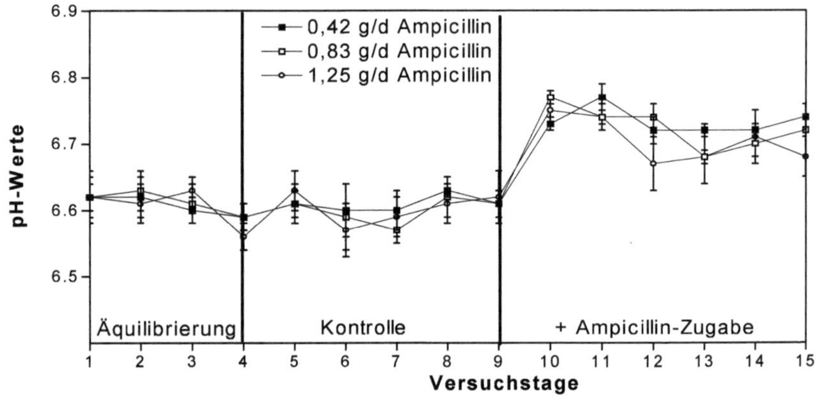

Abbildung 2: pH-Werte vor und während der Ampicillin-Applikation von Versuch 1

Tabelle 8: Redoxpotentiale vor und während der Ampicillin-Applikation

Redoxpotential (mV)		Kontrolle			Cephalexin, 3.Tag			Zweifaktorielle Varianzanalyse		
Vers.	Dosis	$\bar{x}$	±	s	$\bar{x}$	±	s	D	Z	D*Z
2	0,03 g/d	-272	±	2	-259	±	4			
2	0,09 g/d	-274	±	3	-264	±	1	n.s.	n.s.	n.s.
2	0,18 g/d	-274	±	4	-265	±	1			
1	0,42 g/d	-334	±	1	-307	±	6			
1	0,83 g/d	-337	±	1	-295	±	3	**	***	n.s.
1	1,25 g/d	-338	±	1	-292	±	1			

Die Medikamenten-Applikation führte bei den therapeutischen Dosen zu einem signifikanten dosisabhängigen Abfallen des Redoxpotentials. Die niedrigeren Dosierungen erzeugten keine signifikant unterschiedlichen Redoxpotentiale.

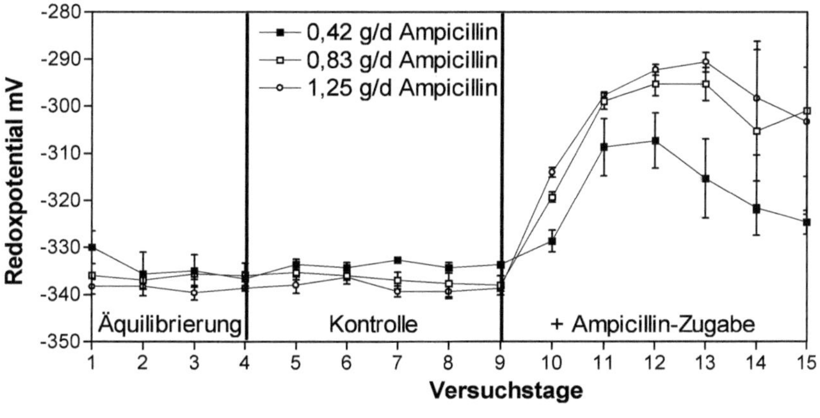

Abbildung 3: Redoxpotentiale vor und während der Ampicillin-Applikation von Versuch 1

4.2.1.2 Verdaulichkeit der organischen Substanz

Tabelle 9: Verdaulichkeit der organischen Substanz vor und während der Ampicillin-Applikation

Verd. OS (%)		Kontrolle			Ampicillin, 3.Tag			Zweifaktorielle Varianzanalyse		
Vers.	Dosis	$\bar{x}$	±	s	$\bar{x}$	±	s	D	Z	D*Z
2	0,03 g/d	33,9	±	2,1	26,0	±	1,0			
2	0,09 g/d	34,1	±	1,6	26,8	±	3,2	*	***	n.s.
2	0,18 g/d	34,5	±	3,3	26,5	±	1,9			
1	0,42 g/d	40,7	±	1,4	34,4	±	0,4			
1	0,83 g/d	40,7	±	1,2	33,9	±	1,4	*	***	n.s.
1	1,25 g/d	39,2	±	0,8	32,1	±	0,3			

Während der Ampicillin-Applikation zeigte sich eine deutliche Abnahme der Verdaulichkeit der organischen Substanz. Dabei war der Einfluß der Dosierung schwach, der der Zeit jedoch hoch signifikant.

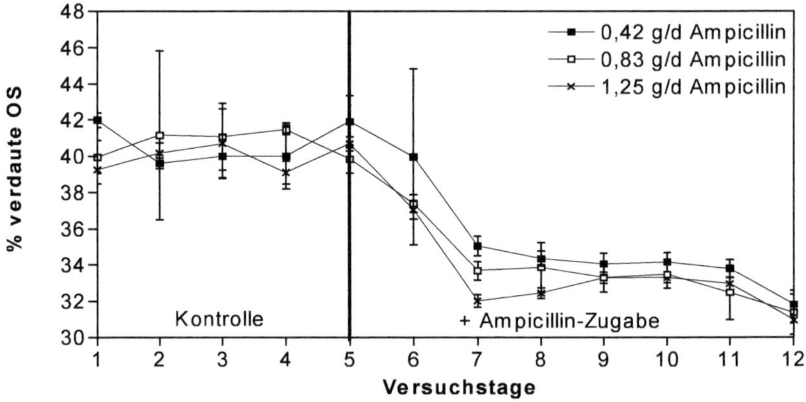

Abbildung 4: Die Verdaulichkeit der organischen Substanz vor und während der Ampicillin-Applikation von Versuch 1

4.2.1.3 Ammoniakkonzentration

Tabelle 10: Ammoniakgehalt im Überlauf vor und während der Ampicillin-Applikation

Ammoniak-gehalt (mmol/l)		Kontrolle			Ampicillin, 3.Tag			Zweifaktorielle Varianzanalyse		
Vers.	Dosis	$\bar{x}$	±	s	$\bar{x}$	±	s	D	Z	D*Z
2	0,03 g/d	5,9	±	0,2	5,8	±	0,1			
2	0,09 g/d	6,0	±	0,2	6,2	±	0,3	**	***	*
2	0,18 g/d	5,9	±	0,1	6,4	±	0,1			
1	0,42 g/d	6,0	±	0,3	6,4	±	0,5			
1	0,83 g/d	6,1	±	0,3	7,8	±	0,5	***	***	***
1	1,25 g/d	6,4	±	0,25	9,3	±	0,5			

Der Zusatz von Ampicillin führte zu einer dosisabhängigen Zunahme der Ammoniakkonzentrationen. Zusätzlich wurde für alle Dosierungen ein hoch signifikanter Einfluß des Faktors "Zeit" berechnet.

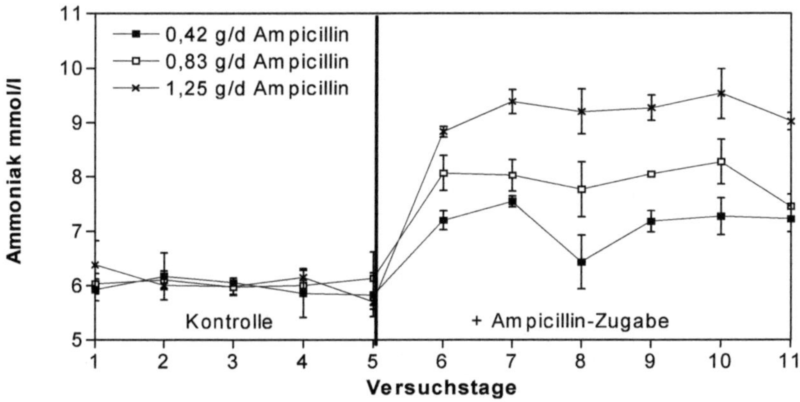

Abbildung 5: Der Ammoniakgehalt vor und während der Ampicillin-Applikation von Versuch 1

4.2.1.4 Produktion kurzkettiger Fettsäuren

Tabelle 11: Gesamt-SCFA-, Acetat-und Propionatproduktion vor und während der Ampicillin-Applikation

SCFA-Produktion		Kontrolle			Ampicillin, 3.Tag			Zweifaktorielle Varianzanalyse		
Gesamt-Fettsäuren (mmol/d)										
Vers.	Dosis	$\bar{x}$	±	s	$\bar{x}$	±	s	D	Z	D*Z
2	0,03 g/d	4,77	±	0,48	3,42	±	0,19			
2	0,09 g/d	4,23	±	0,39	3,74	±	0,63	*	***	n.s.
2	0,18 g/d	4,65	±	0,53	3,04	±	0,10			
1	0,42 g/d	5,32	±	0,30	3,35	±	0,30			
1	0,83 g/d	5,34	±	0,29	2,57	±	0,20	***	***	**
1	1,25 g/d	4,64	±	0,29	2,56	±	0,18			
Acetat (mmol/d)										
2	0,03 g/d	2,46	±	0,22	1,73	±	0,06			
2	0,09 g/d	2,17	±	0,16	2,01	±	0,26	*	***	n.s.
2	0,18 g/d	2,42	±	0,25	1,93	±	0,06			
1	0,42 g/d	2,60	±	0,14	1,95	±	0,12			
1	0,83 g/d	2,67	±	0,14	2,01	±	0,08	n.s.	***	n.s.
1	1,25 g/d	2,40	±	0,12	2,06	±	0,04			
Propionat (mmol/d)										
2	0,03 g/d	1,71	±	0,17	1,44	±	0,14			
2	0,09 g/d	1,54	±	0,19	1,37	±	0,21	***	***	***
2	0,18 g/d	1,66	±	0,22	0,97	±	0,12			
1	0,42 g/d	2,07	±	0,12	0,98	±	0,17			
1	0,83 g/d	2,00	±	0,13	0,28	±	0,08	***	***	***
1	1,25 g/d	1,62	±	0,15	0,29	±	0,07			

Tabelle 12: Butyratproduktion vor und während der Ampicillin-Applikation

Butyrat (mmol/d)										
Vers.	Dosis	$\bar{x}$	±	s	$\bar{x}$	±	s	D	Z	D*Z
2	0,03 g/d	0,60	±	0,12	0,25	±	0,01			
2	0,09 g/d	0,52	±	0,11	0,37	±	0,18	n.s.	***	*
2	0,18 g/d	0,57	±	0,09	0,14	±	0,02			
1	0,42 g/d	0,65	±	0,07	0,43	±	0,05			
1	0,83 g/d	0,66	±	0,06	0,28	±	0,07	***	***	***
1	1,25 g/d	0,63	±	0,04	0,21	±	0,10			

Die Produktion kurzkettiger Fettsäuren wurde durch die Ampicillin-Applikation über sechs Tage stark beeinflußt. Bei sämtlichen Dosierungen ergab sich ein hoch signifikanter Einfluß des Faktors "Zeit". Im folgenden werden nur die Effekte der höchsten (1,25 g/d) und der niedrigsten Dosierung (0,03 g/d) einzeln dargestellt. Alle anderen Dosierungen werden exemplarisch bei der Dosierung 0,38 g/d besprochen.

Die ***Gesamt-Fettsäure-Produktion*** fiel dosisabhängig bei den hohen Dosierungen hoch, bei den niedrigen Dosierungen schwach signifikant unterschiedlich. Bei den hohen Dosierungen wurden signifikant unterschiedliche Wechselwirkungen zwischen den Faktoren "Dosierung" und "Zeit" berechnet.

Die *Acetat-Produktion* fiel bei den hohen Dosierungen dosisunabhängig, bei den niedrigen Dosierungen schwach signifikant dosisabhängig. Es waren keine Wechselwirkungen zwischen den Faktoren "Dosierung" und "Zeit" nachweisbar.

Die *Propionat-Produktion* fiel dosisabhängig stark signifikant unterschiedlich. Zwischen den Faktoren "Dosierung" und "Zeit" waren stark signifikant unterschiedliche Wechselwirkungen nachweisbar.

Die *Butyrat-Produktion* fiel bei den hohen Dosierungen hoch signifikant dosisabhängig, bei den niedrigen Dosierungen dosisunabhängig. Bei den hohen Dosierungen wurden hoch signifikant unterschiedliche Wechsel-wirkungen zwischen den Faktoren "Dosierung“ und "Zeit“ berechnet; bei den niedrigen Dosierungen war nur eine schwach signifikante Wechselwirkung zu finden.

Bei den ***molaren Fettsäure-Proportionen*** unterschieden sich sämtliche Dosierungen bezüglich des Zeitfaktors hoch signifikant.

Der *molare Anteil von Acetat* stieg dosisabhängig hoch signifikant. Es wurden hoch signifikant unterschiedliche Wechselwirkungen zwischen den Faktoren "Dosierung“ und "Zeit“ nachgewiesen.

Der *molare Propionat-Anteil* fiel bei den hohen Dosierungen dosisabhängig signifikant. Bei den niedrigen Dosierungen veränderte er sich dosisabhängig hoch signifikant. Es wurden hoch signifikant unterschiedliche Wechselwirk-ungen zwischen den Faktoren "Dosierung“ und "Zeit“ berechnet.

Der *molare Butyrat-Anteil* nahm dosisunabhängig ab. Es gab schwach signifikant unterschiedliche Wechselwirkungen zwischen den Faktoren "Dosierung“ und "Zeit“.

Tabelle 13: Molare Proportionen von Acetat, Propionat und Butyrat vor und während der Ampicillin-Applikation

Molare Proportionen		Kontrolle			Ampicillin, 3. Tag			Zweifaktorielle Varianzanalyse		
Vers.	Dosis	$\bar{x}$	±	s	$\bar{x}$	±	s	D	Z	D*Z
Acetat (mol%)										
2	0,03 g/d	51,8	±	1,7	50,7	±	1,0	***	***	***
2	0,09 g/d	51,3	±	1,3	53,9	±	2,7			
2	0,18 g/d	52,1	±	1,2	63,4	±	2,9			
1	0,42 g/d	49,0	±	0,6	58,1	±	1,5	***	***	***
1	0,83 g/d	50,1	±	1,1	78,5	±	4,1			
1	1,25 g/d	53,1	±	1,1	80,7	±	5,7			
Propionat (mol%)										
2	0,03 g/d	35,8	±	0,7	42,0	±	1,7	***	***	***
2	0,09 g/d	36,4	±	2,1	36,6	±	0,5			
2	0,18 g/d	35,6	±	1,0	31,8	±	3,1			
1	0,42 g/d	38,9	±	1,0	28,9	±	2,5	**	***	***
1	0,83 g/d	37,5	±	1,1	10,7	±	2,3			
1	1,25 g/d	32,9	±	1,3	11,1	±	2,0			
Butyrat (mol%)										
2	0,03 g/d	12,5	±	1,5	7,3	±	0,8	n.s.	***	*
2	0,09 g/d	12,3	±	1,7	9,1	±	2,9			
2	0,18 g/d	12,3	±	1,3	4,7	±	0,7			
1	0,42 g/d	12,2	±	1,0	13,0	±	1,6	n.s.	***	*
1	0,83 g/d	12,4	±	0,8	10,8	±	2,4			
1	1,25 g/d	14,0	±	0,3	8,2	±	3,7			

Es folgt nun die Darstellung ausgewählter Ergebnisse im einzelnen.

4.2.1.4.1 Die Fettsäure-Produktion bei Zugabe von 1,25 g/d Ampicillin

Tabelle 14: Übersicht über die Fettsäure-Produktion bei Zugabe von 1,25 g/d Ampicillin, Versuch 1

Dosierung:	**Kontrolle**			**Ampicillin, 3.Tag**		
1,25 g/d Ampicillin	$\bar{x}$	±	s	$\bar{x}$	±	s
Gesamt-SCFA (mmol/d)	5,17	±	0,27	2,27	±	0,23
Acetat (mmol/d)	2,63	±	0,13	2,04	±	0,15
Propionat (mmol/d)	1,85	±	0,11	0,16	±	0,08
Butyrat (mmol/d)	0,69	±	0,04	0,07	±	0,02

Bei der Gabe von 1,25 g/d Ampicillin fiel die Gesamt-Fettsäure-Produktion von 5,17 auf 2,18 mmol/d. Die Actetat-Produktion fiel von 2,63 auf 2,04 mmol/d. Die Propionat-Produktion fiel von 1,85 auf 0,08 mmol/d. Die Butyrat-Produktion fiel von 0,69 auf 0,06 mmol/d. Nur bei dieser Dosierung wurden die minimalen Werte von Propionat und Butyrat am neunten Versuchstag gemessen. Die Acetat-Produktion veränderte sich im Verhältnis zur Propionat- und Butyrat-Produktion nur geringfügig während der Versuchsdauer. Die Propionat-Produktion zeigte am zehnten Versuchstag einen geringen Anstieg. Nach dem vierten Tag der Medikamenten-Applikation konnte beim Butyrat eine Steigerung der Produktion auf das halbe Niveau der Kontrollwerte beobachtet werden.

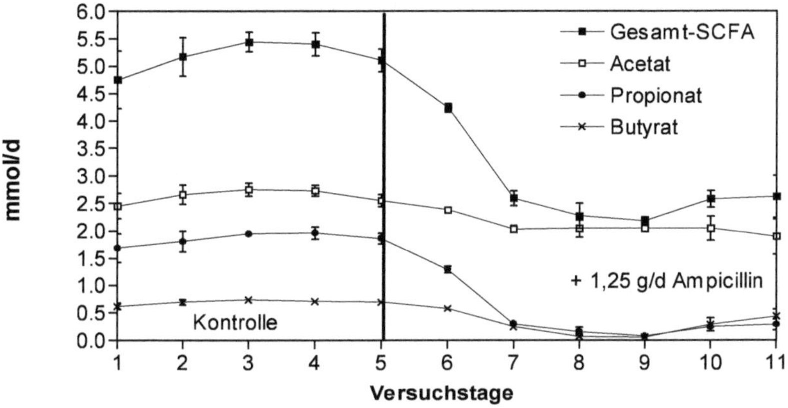

Abbildung 6: Gesamt-SCFA-,Acetat-, Propionat, und Butyratproduktionsraten vor und während einer Ampicillin-Applikation von 1,25 g/d, Vers. 1

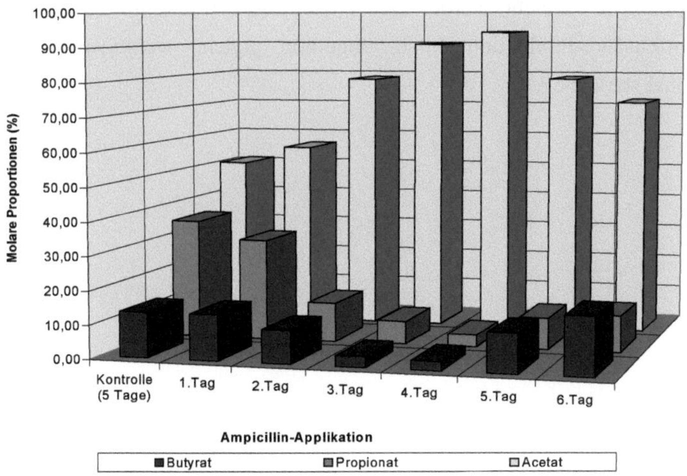

Abbildung 7: Molare Proportionen vor und während einer Ampicillin-Applikation von 1,25 g/d im Versuch 1

4.2.1.4.2 Die Fettsäure-Produktion bei Zugabe von 0,38 g/d Ampicillin

Tabelle 15: Übersicht über die Fettsäure-Produktion bei Zugabe von 0,38 g/d Ampicillin, Versuch 1

Dosierung:	**Kontrolle**			**Ampicillin, 3.Tag**		
0,38 g/d Ampicillin	$\bar{x}$	±	s	$\bar{x}$	±	s
Gesamt-SCFA (mmol/d)	5,32	±	0,19	3,35	±	0,30
Acetat (mmol/d)	2,60	±	0,10	1,95	±	0,12
Propionat (mmol/d)	2,07	±	0,08	0,98	±	0,17
Butyrat (mmol/d)	0,65	±	0,04	0,43	±	0,05

Das Minimum der Fettsäure-Produktion und der Propionat-Produktion wurde am siebenten Versuchstag erreicht, im Gegensatz zur höchsten und zur niedrigsten Dosierung. Die Gesamt-Fettsäure-Produktion stieg nach einem Tiefpunkt am zweiten Tag der Medikamenten-Applikation wieder stark, ohne daß jedoch das Kontrollniveau erreicht wurde. Der prozentuale Anteil von Butyrat an der Gesamtfettsäure-Produktion blieb ungefähr gleich, wohingegen der von Propionat stark stieg.

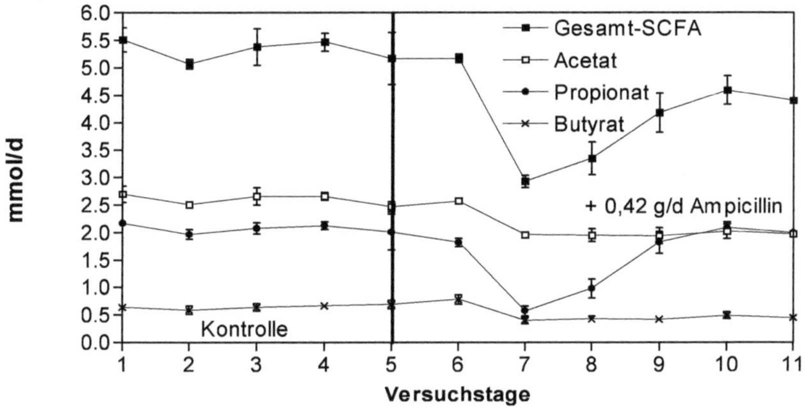

Abbildung 8: Gesamt-SCFA-,Acetat-, Propionat, und Butyratproduktionsraten vor und während einer Ampicillin-Applikation von 0,38 g/d, Vers. 1

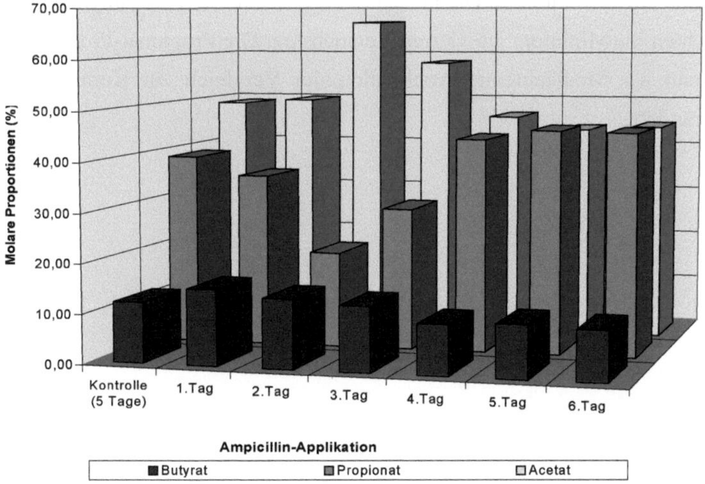

Abbildung 9: Molare Proportionen vor und während einer Ampicillin-Applikation von 0,38 g/d im Versuch 1

4.2.1.4.3 Die Fettsäure-Produktion bei Zugabe von 0,03 g/d Ampicillin

Tabelle 16: Übersicht über die Fettsäure-Produktion bei Zugabe von 0,03 g/d Ampicillin, Versuch 2

Dosierung: 0,03 g/d Ampicillin	**Kontrolle**			**Ampicillin, 3.Tag**		
	$\bar{x}$	±	s	$\bar{x}$	±	s
Gesamt-SCFA (mmol/d)	4,77	±	0,45	3,42	±	0,19
Acetat (mmol/d)	2,46	±	0,19	1,73	±	0,06
Propionat (mmol/d)	1,71	±	0,16	1,44	±	0,14
Butyrat (mmol/d)	0,60	±	0,11	0,25	±	0,01

Bei der Gabe von 0,03 g/d Ampicillin fiel die Gesamt-Fettsäure-Produktion von 4,77 auf 3,22 mmol/d. Die Actetat-Produktion fiel von 2,46 auf 1,66 mmol/d. Die Propionat-Produktion fiel von 1,71 auf 1,44 mmol/d. Die Butyrat-Produktion fiel von 0,60 auf 0,10 mmol/d. Die Fettsäure-, die Acetat- und die Butyrat-Produktion erreichten ihr Minimum am vierten Versuchstag. Die Propionat-Produktion blieb während der Medikamenten-Applikation, im Vergleich zur Kontrolle, nahezu unverändert.

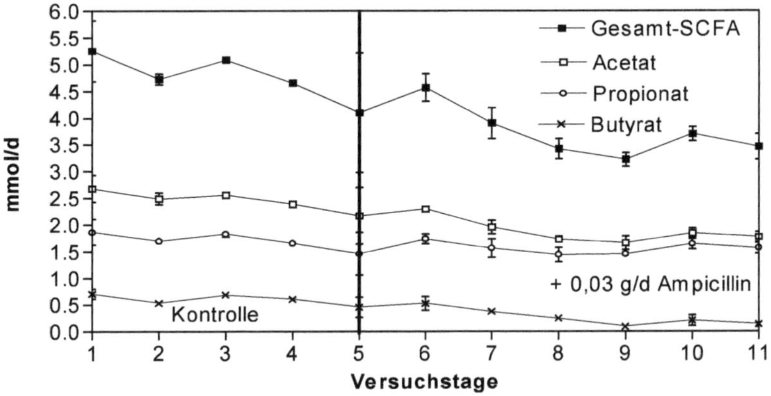

Abbildung 10: Gesamt-SCFA-, Acetat-, Propionat, und Butyratproduktionsraten vor und während einer Ampicillin-Applikation von 0,03 g/d, Vers. 2

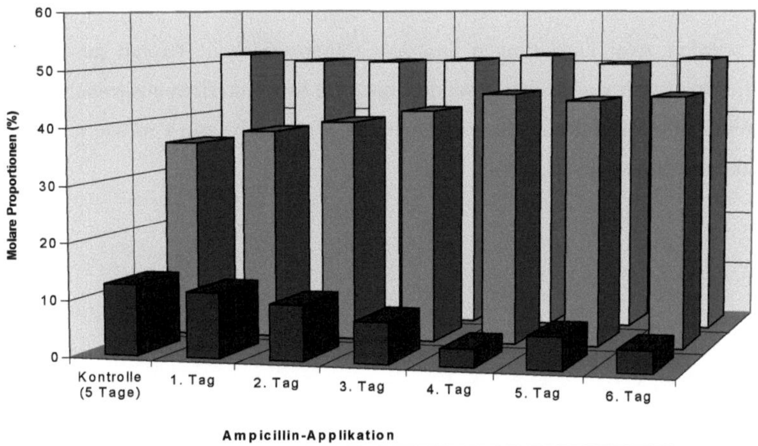

Abbildung 11: Molare Proportionen vor und während einer Ampicillin-Applikation von 0,03 g/d im Versuch 2

4.2.1.5 Laktat-Produktion

Gemessen wurde die Laktat-Produktion von einem Vorversuch A und Versuch 1. Die Ampicillin-Applikation führte zu einem transienten dosierungsunabhän-gigen Anstieg der Laktat-Produktion, wobei bei Versuch 1 ein Maximum zwischen 85-160 µmol/d Gesamt-Laktat am dritten Tag der Medikamenten-Applikation erreicht wurde. Am fünften Tag der Medikamenten-Gabe hatten die Werte wieder das Kontrollniveau (2-45 µmol/d) erreicht. Beim Vorversuch A lag das Kontrollniveau der Laktat-Produktion zwischen 0,5-6 µmol/d, jedoch maß das dosierungsunabhängige Maximum, welches ebenfalls am dritten Tag der Medikamenten-Applikation erreichte wurde, nur 23 µmol/d.

4.3 Cephalexin

4.3.1 Wirkung von Cephalexin auf den mikrobiellen Stoffwechsel

Es wurden zwei Dosierungen aus dem therapeutischen Bereich gewählt. Als dritte Dosierung wurde eine besonders niedrige Konzentration ausgesucht, um die minimalen Konzentrationen zu ermitteln, die noch zu Veränderungen des Dickdarmstoffwechsels führen.

4.3.1.1 pH-Werte und Redoxpotentialwerte

Tabelle 17: pH-Werte vor und während der Cephalexin-Applikation

pH		Kontrolle			Cephalexin, 3.Tag			Zweifaktorielle Varianzanalyse		
Vers.	Dosis	$\bar{x}$	±	s	$\bar{x}$	±	s	D	Z	D*Z
3	0,016 g/d	6,66	±	0,01	6,68	±	0,01	n.s.	***	***
3	0,160 g/d	6,68	±	0,01	6,93	±	0,04			
3	0,320 g/d	6,65	±	0,01	6,95	±	0,02			

Während der Versuchsdauer stieg der pH-Wert dosisunabhängig von der Cephalexin-Applikation hoch signifikant. Es wurde eine hoch signifikante Wechselwirkung zwischen den Varianzfaktoren "Behandlung" und "Zeit" errechnet.

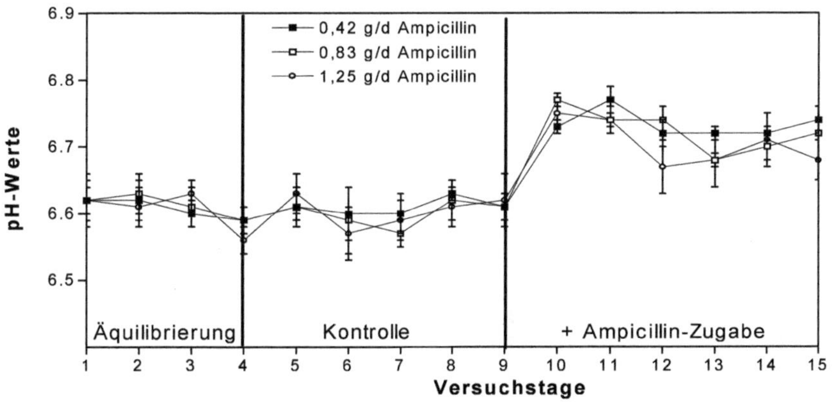

Abbildung 12: pH-Werte vor und während der Cephalexin-Applikation

Tabelle 18: Redoxpotentialwerte vor und während der Cephalexin-Applikation

Redoxpotential (mV)		Kontrolle			Cephalexin, 3.Tag			Zweifaktorielle Varianzanalyse		
Vers.	Dosis	$\bar{x}$	±	s	$\bar{x}$	±	s	D	Z	D*Z
3	0,016 g/d	-306	±	6	-313	±	2	n.s.	***	***
3	0,160 g/d	-314	±	3	-288	±	5			
3	0,320 g/d	-318	±	2	-287	±	1			

Während der Versuchsdauer veränderten sich die Redoxpotentiale hoch-signifikant. Diese Veränderungen wurden mit Hilfe des Statistikprogramms als dosierungsunabhängig unterschiedlich ausgewertet, jedoch ist graphisch eine deutliche Erniedrigung der Redoxpotentiale bei den beiden hohen Dosierungen zu erkennen. Das Redoxpotential der Dosis 0,16 g/d blieb ungefähr gleich im Verhältnis zur Kontrollphase. Es wurde eine hoch signifikante Wechselwirkung zwischen den Varianzfaktoren "Dosierung" und "Zeit" errechnet.

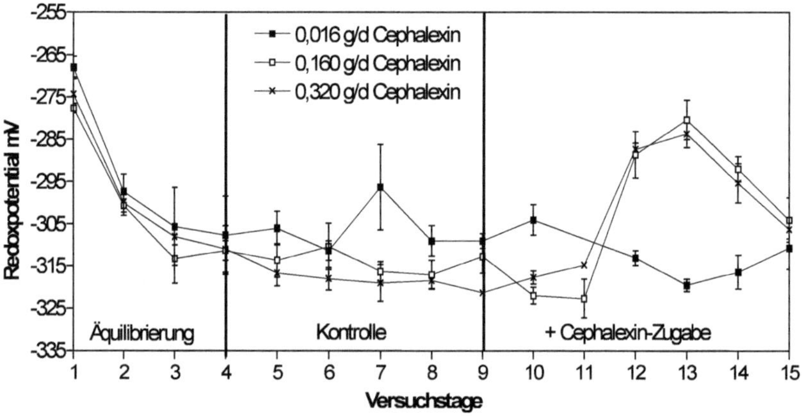

Abbildung 13: Redoxpotentialwerte vor und während der Cephalexin-Applikation

4.3.1.2 Verdaulichkeit der organischen Substanz

Tabelle 19: Verdaulichkeit der organischen Substanz vor und während der Cephalexin-Applikation

Verd.OS (%)		Kontrolle			Cephalexin, 3.Tag			Zweifaktorielle Varianzanalyse		
Vers.	Dosis	$\bar{x}$	±	s	$\bar{x}$	±	s	D	Z	D*Z
3	0,016 g/d	33,6	±	2,2	25,1	±	0,4			
3	0,160 g/d	32,6	±	0,6	25,4	±	0,5	n.s.	***	n.s.
3	0,320 g/d	33,1	±	1,2	25,9	±	1,4			

Bei der Cephalexin-Applikation zeigte sich eine Abnahme der Verdaulichkeit der organischen Substanz, dabei war der Einfluß der Zeit hochsignifikant. Es bestand keine Wechselwirkung zwischen den Varianzfaktoren "Dosierung" und "Zeit".

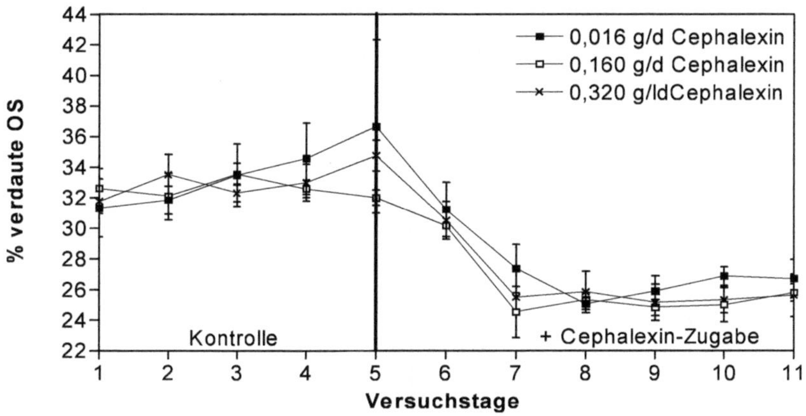

Abbildung 14: Die Verdaulichkeit der organischen Substanz vor und während der Cepalexin-Applikation

4.3.1.3 Ammoniakkonzentration

Tabelle 20: Ammoniakgehalt im Überlauf vor und während der Cephalexin-Applikation

Ammoniak-gehalt (mmol/l)		Kontrolle			Cephalexin, 3.Tag	Zweifaktorielle Varianzanalyse		
Vers.	Dosis	$\bar{x}$	±	s	$\bar{x}$	D	Z	D*Z
3	0,016 g/d	6,0	±	0,3	6,3	***	***	***
3	0,160 g/d	6,0	±	0,3	7,1			
3	0,320 g/d	5,8	±	0,2	7,6			

Der Zusatz von Cephalexin führte zu einer dosisabhängigen Zunahme der Ammoniakkonzentrationen. Zusätzlich wurde für alle Dosierungen ein hochsignifikanter Einfluß des Faktors "Zeit" berechnet. Zwischen beiden Varianzfaktoren bestand eine stark signifikante Wechselwirkung. Es wurden die gleichdosierten Proben der Medikamenten-Applikation vor dem Kjeldahlkochen gepoolt, so daß keine Standardabweichung errechnet werden konnte.

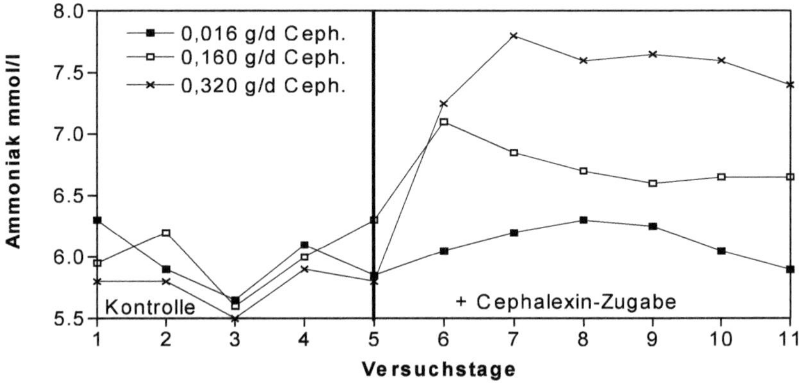

Abbildung 15: Der Ammoniakgehalt im Überlauf vor und während der Cephalexin-Applikation

4.3.1.4 Produktion kurzkettiger Fettsäuren

Tabelle 21: Gesamt-SCFA-, Acetat-, Propionat-, und Butyratproduktion vor und während der Cephalexin-Applikation

		Kontrolle			Cephalexin, 3.Tag			Zweifaktorielle Varianzanalyse		
Gesamt-Fettsäuren (mmol/d)										
Vers.	Dosis	$\bar{x}$	±	s	$\bar{x}$	±	s	D	Z	D*Z
3	0,016 g/d	4,42	±	0,19	3,00	±	0,21			
3	0,160 g/d	4,18	±	0,29	2,33	±	0,16	*	***	**
3	0,320 g/d	4,40	±	0,31	1,89	±	0,20			
Acetat (mmol/d)										
3	0,016 g/d	2,30	±	0,10	2,33	±	0,16			
3	0,160 g/d	2,24	±	0,13	1,99	±	0,04	*	***	***
3	0,320 g/d	2,35	±	0,08	1,78	±	0,15			
Propionat (mmol/d)										
3	0,016 g/d	1,73	±	0,08	0,67	±	0,08			
3	0,160 g/d	1,62	±	0,12	0,34	±	0,13	*	***	***
3	0,320 g/d	1,71	±	0,10	0,11	±	0,06			
Butyrat (mmol/d)										
3	0,016 g/d	0,39	±	0,06	0,00	±	0,00			
3	0,160 g/d	0,32	±	0,08	0,00	±	0,00	n.s.	***	n.s.
3	0,320 g/d	0,33	±	0,13	0,00	±	0,00			

Die Produktion kurzkettiger Fettsäuren wurde durch die Cephalexin-Applikation über sechs Tage stark beeinflußt.

Bei sämtlichen Dosierungen ergab sich ein hochsignifikanter Einfluß des Faktors "Zeit".

Die ***Gesamt-Fettsäure-Produktion*** fiel dosisabhängig schwach signifikant. Es wurden signifikant unterschiedliche Wechselwirkungen zwischen den Faktoren "Dosierung“ und "Zeit“ berechnet.

Die *Acetat-Produktion* fiel dosisabhängig schwach signifikant unterschiedlich. Es waren hochsignifikante Wechselwirkungen zwischen den Faktoren "Dosierung“ und "Zeit“ nachweisbar.

Die *Propionat-Produktion* fiel dosisabhängig schwach signifikant unterschiedlich. Hoch signifikant unterschiedliche Wechselwirkungen zwischen den Faktoren "Dosierung“ und "Zeit“ waren nachweisbar.

Die *Butyrat-Produktion* fiel dosisunabhängig. Es wurden keine signifikant unterschiedlichen Wechselwirkungen zwischen den Faktoren "Dosierung“ und "Zeit“ errechnet. Auffallend ist eine bereits während der Kontrollphase sehr niedrige Butyrat-Produktion, die einen Variationskoeffzienten von 27,2 % hat.

Bei den ***molaren Fettsäure-Proportionen*** unterschieden sich sämtliche Dosierungen bezüglich des Zeitfaktors hoch signifikant.

Der *molare Anteil von Acetat* stieg dosisabhängig signifikant. Es wurden hoch signifikant unterschiedliche Wechselwirkungen zwischen den Faktoren "Dosierung“ und "Zeit“ nachgewiesen.

Der *molare Propionat-Anteil* fiel dosisabhängig signifikant. Es wurden hoch signifikant unterschiedliche Wechselwirkungen zwischen den Faktoren "Dosierung“ und "Zeit“ berechnet.

Der *molare Butyrat-Anteil* nahm dosisunabhängig ab. Es gab schwach signifikant unterschiedliche Wechselwirkungen zwischen den Faktoren "Dosierung“ und "Zeit“.

Tabelle 22: Molare Proportionen von Acetat, Propionat, und Butyrat vor und während der Cephalexin-Applikation

Molare Proportionen		Kontrolle			Cephalexin, 3.Tag			Zweifaktorielle Varianzanalyse		
Acetat (mol%)										
Vers.	Dosis	$\bar{x}$	±	s	$\bar{x}$	±	s	D	Z	D*Z
3	0,016 g/d	52,2	±	1,3	77,7	±	1,6			
3	0,160 g/d	53,7	±	1,9	85,8	±	4,3	**	***	***
3	0,320 g/d	53,65	±	2,1	94,2	±	2,6			
Propionat (mol%)										
3	0,016 g/d	39,0	±	0,2	22,3	±	1,6			
3	0,160 g/d	38,7	±	1,0	14,2	±	4,3	**	***	***
3	0,320 g/d	38,9	±	0,5	5,8	±	2,6			
Butyrat (mol%)										
3	0,016 g/d	8,8	±	1,3	0,0	±	0,0			
3	0,160 g/d	7,6	±	1,5	0,0	±	0,0	n.s.	***	n.s.
3	0,320 g/d	7,4	±	2,5	0,0	±	0,0			

4.3.1.4.1 Die Fettsäure-Produktion bei Zugabe von 0,32 g/d Cephalexin

Tabelle 23: Übersicht über die Fettsäure-Produktion bei Zugabe von 0,32 g/d Cephalexin

Dosierung:	Kontrolle			Cephalexin, 3.Tag		
0,32 g/d Cephalexin	$\bar{x}$	±	s	$\bar{x}$	±	s
Gesamt-SCFA (mmol/d)	4,40	±	0,31	1,89	±	0,20
Acetat (mmol/d)	2,35	±	0,08	1,78	±	0,15
Propionat (mmol/d)	1,71	±	0,10	0,11	±	0,06
Butyrat (mmol/d)	0,33	±	0,13	0,00	±	0,00

Am dritten Tag der Medikamentenzugabe war der stärkste Abfall sämtlicher Fettsäureparameter zu beobachten. Die Gesamt-Fettsäureproduktion erholte sich jedoch während der Versuchsdauer wieder etwas, wofür eine gesteigerte Acetat-Produktion veranwortlich war. Die Propionat- und die Butyrat-Produktion fielen stark. Werte für die Butyrat-Produktion konnten nicht berechnet werden, da die Proben keine meßbaren Konzentrationen enthielten.

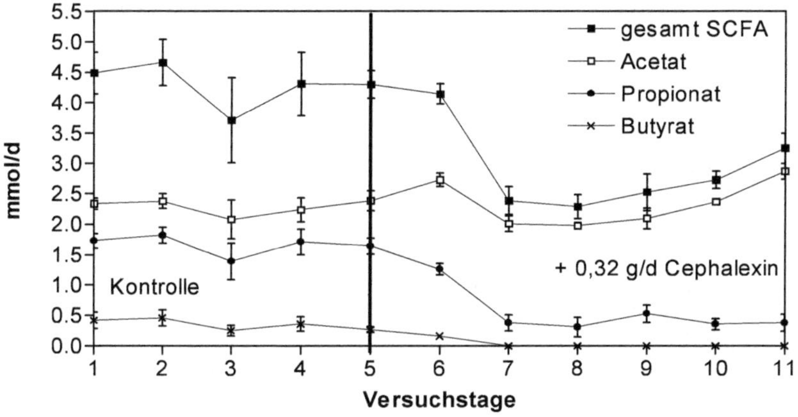

Abbildung 16: Gesamt-SCFA-, Acetat-, Propionat- und Butyratproduktionsraten vor und während der Cephalexin-Applikation von 0,32 g/d

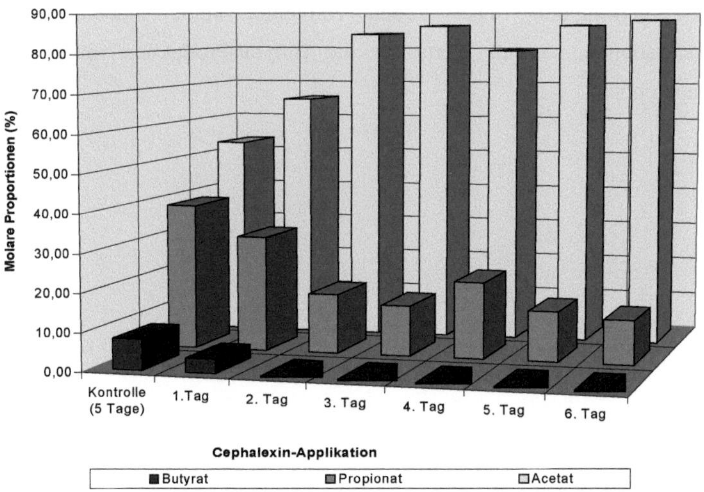

Abbildung 17: Molare Proportionen von Acetat, Propionat und Butyrat vor und während der Cephalexin-Applikation von 0,32 g/d

4.3.1.4.2 Die Fettsäure-Produktion bei Zugabe von 0,16 g/d Cephalexin

Tabelle 24: Übersicht über die Fettsäure-Produktion bei Zugabe von 0,16 g/d Cephalexin

Dosierung:	**Kontrolle**			**Cephalexin, 3.Tag**		
0,16 g/d Cephalexin	$\bar{x}$	±	s	$\bar{x}$	±	s
Gesamt-SCFA (mmol/d)	4,18	±	0,29	2,33	±	0,16
Acetat (mmol/d)	2,24	±	0,13	1,99	±	0,04
Propionat (mmol/d)	1,62	±	0,12	0,34	±	0,13
Butyrat (mmol/d)	0,32	±	0,08	0,00	±	0,00

Am dritten Tag der Medikamenten-Applikation fiel die Gesamt-Fettsäure-Produktion auf ein Minimum. Die Acetat-Produktion stieg während der Medikamenten-Applikation über das Kontrollniveau. Die Propionat-Produktion stieg im Gegensatz zur nächst höheren Dosierung am vierten Tag der Cephalexin-Zugabe geringgradig. Die Proben enthielten keine meßbaren Butyrat-Konzentrationen, so daß Werte für die Butyrat-Produktion nicht berechnet werden konnten.

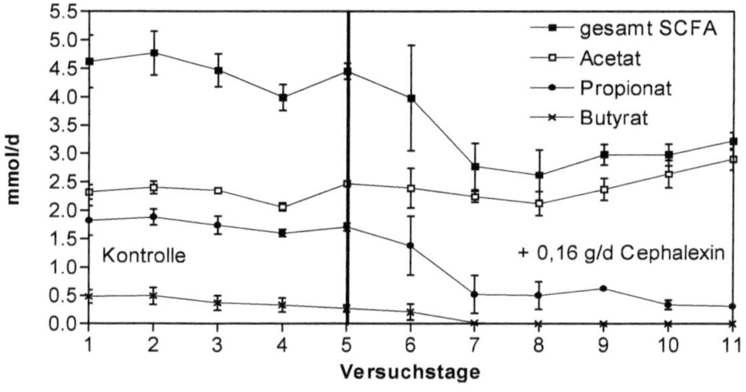

Abbildung 18: Gesamt-SCFA-, Acetat-, Propionat- und Butyratproduktionsraten vor und während der Cephalexin-Applikation von 0,16 g/d

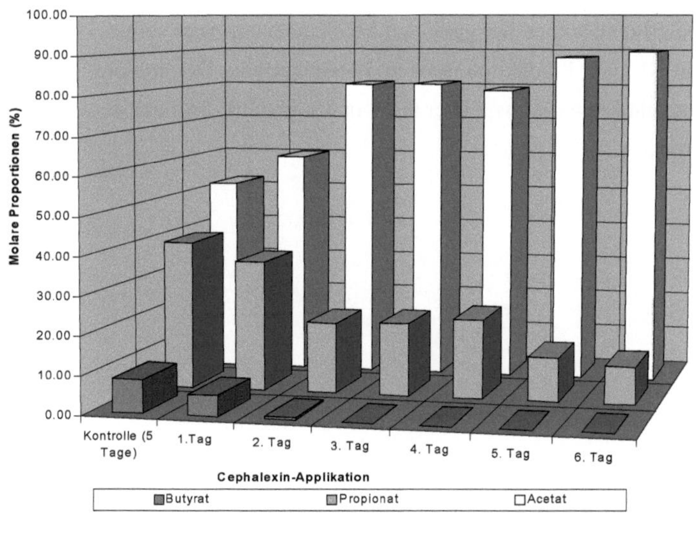

Abbildung 19: Molare Proportionen von Acetat, Propionat und Butyrat vor und während der Cephalexinapplikation von 0,16 g/d

4.3.1.4.3 Die Fettsäure-Produktion bei Zugabe von 0,016 g/d Cephalexin

Tabelle 25: Übersicht über die Fettsäure-Produktion bei Zugabe von 0,016 g/d Cephalexin

Dosierung:	**Kontrolle**			**Cephalexin, 3.Tag**		
0,016 g/d Cephalexin	$\bar{x}$	±	s	$\bar{x}$	±	s
Gesamt-SCFA (mmol/d)	4,42	±	0,19	3,00	±	0,21
Acetat (mmol/d)	2,30	±	0,10	2,33	±	0,16
Propionat (mmol/d)	1,73	±	0,08	0,67	±	0,08
Butyrat (mmol/d)	0,39	±	0,06	0,00	±	0,00

Auch bei dieser Dosierung lag das Minimum der Fettsäure-Produktion am dritten Tag der Cephalexin-Zugabe. Die Acetat-Produktion stieg deutlich und kontinuierlich während der gesamten Medikamenten-Applikation. Die Propionat- und die Butyrat-Produktion sanken kontinuierlich. Der molare Acetat-Anteil erreichte ein Maximum von über 90 % und war somit der höchste von sämtlichen Dosierungen.

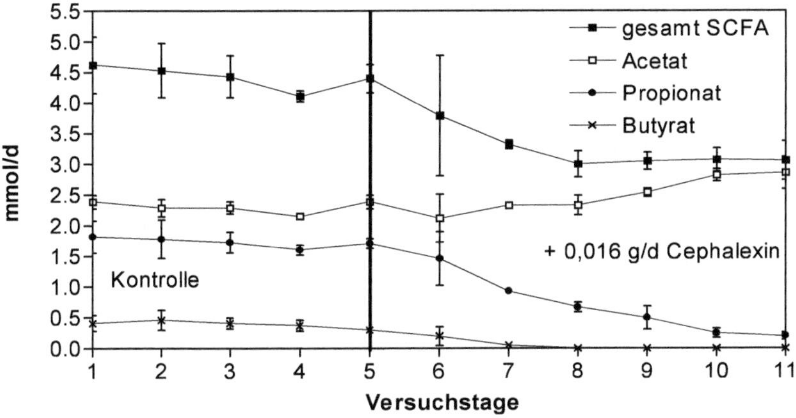

Abbildung 20: Gesamt-SCFA-, Acetat-, Propionat- und Butyratproduktionsraten vor und während der Cephalexin-Applikation von 0,016 g/d

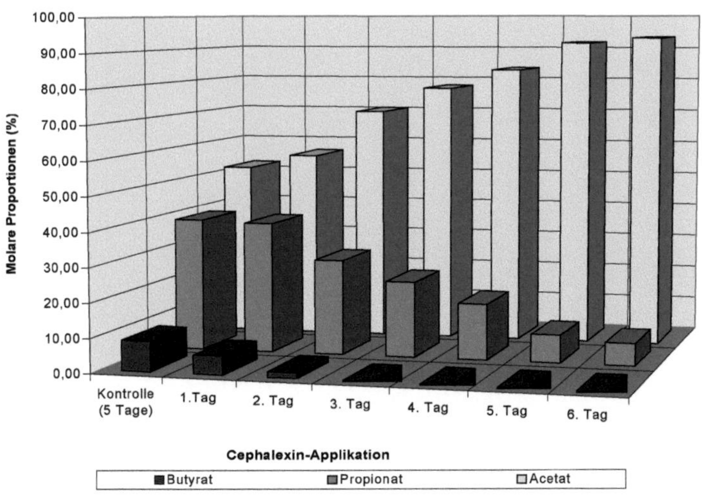

Abbildung 21: Molare Proportionen von Acetat, Propionat und Butyrat vor und während der Cephalexin-Applikation von 0,016 g/d

4.3.1.5 Laktat-Produktion

Die Cephalexin-Applikation führte zu einem dosierungsunabhängigen Anstieg der Laktat-Produktion, wobei ein Maximum zwischen 690-1500 µmol/d Gesamt-Laktat am dritten Tag der Medikamenten-Applikation erreicht wurde und das Niveau der Laktat-Produktion während der Kontrollphase zwischen 7 und 32 µmol/d lag. Der molare Anteil von L-Laktat stieg in der Regel stärker als der von D-Laktat. Es wurde sowohl der zweite und vierte Kontrolltag als auch der zweite, vierte und sechste Versuchstag von Vorversuch B ausgewertet.

5 Diskussion

5.1 Bewertung der Colon-Simulationstechnik

Anforderung an eine In-vitro-Technik, welche das Ökosystem Dickdarm simulieren soll, ist das baldige Erreichen eines Fließgleichgewichtes („steady state“), das durch gleichbleibende Meßwerte mit nicht signifikanten Schwankungen zwischen den Versuchstagen charakterisiert ist. Dies kann anhand der Kenngrößen des mikrobiellen Stoffwechsels (MAC, Mikroflora assozierte charakteristische Merkmale) wie z. B. pH, Redoxpotential, Verdaulichkeit der organischen Substanz, SCFA-Produktion, NH_3-Konzentration, Laktat-Produktion beurteilt werden. SIMON und GORBACH (1982, 1986) fanden beim Menschen unter In-vitro-Bedingungen eine gegenüber den In-vivo-Verhältnissen um 1-2 Zehnerpotenzen erniedrigte Keimdichte. Sie erklärten dieses Phänomen mit der höheren Partikeldichte im Dickdarm.

Bei der Verwendung von Faeces als Inokulum (VEILLEUX und ROWLAND 1981, DUNCAN und HENDERSON 1990) können aufgrund der qualitativen und quantitativen Unterschiede in der Zusammensetzung der Dickdarm- und der Faecalflora nur schwer Schlüsse auf die Verhältnisse in den oberen Dickdarmabschnitten gezogen werden.

Der Vorteil des COSITEC-Systems gegenüber anderen In-vitro-Systemen liegt in der Verwendung von Inhalt aus den oberen Dickdarmabschnitten als Substrat anstelle von Faeces, so daß die physiologischen Verhältnisse der oberen Dickdarmabschnitte simuliert werden können. Die kontinuierlich zugeführte Pufferlösung entspricht in ihrer ionalen Zusammensetzung der Ileumflüssigkeit (s. Tabelle 2). Die Stoffwechselendprodukte werden aus dem System entfernt, so daß durch die permanente Flüssigkeitsperfusion und die regelmäßige Substratzugabe eine Betriebsdauer des COSITEC-Systems über mehrere Wochen möglich ist (BREVES et al. 1991). Durch den einfachen Aufbau und die ebensolche Handhabung ist die ganze Anlage sehr wenig störanfällig.

Da Schweine als Omnivoren auch an humane Nahrung adaptiert werden können und ernährungsphysiologisch viele Paralellen zum Menschen aufweisen, eignet sich diese Spezies besonders auch als Modell für die in vitro Untersuchung menschlicher Verdauungsvorgänge. Ein weiterer Vorteil der Methode besteht darin, daß der Tierverbrauch gering gehalten werden kann, da nur wenige fistulierte Tiere als Spendertiere für den Dickdarminhalt eingesetzt werden.
Nachteile des COSITEC-Systems sind die fehlende Erfassung der Einflüsse der Dickdarmmucosa (z. B. GALT, pH-Änderungen, "Mikroklima") auf den Dickdarmstoffwechsel. Die durch unterschiedliche Wasser- und Futteraufnahme hervorgerufene Differenz in der Verdaulichkeit der organischen Substanz zwischen den einzelnen Versuchen muß in der Versuchsauswertung berücksichtigt werden. Unterschiede in der Anatomie, Histologie und der mikrobiellen Flora ermöglichen keine direkte Übertragbarkeit von Tierversuchsergebnissen auf den Menschen (CARMAN et al. 1993).

5.1.1 Reproduzierbarkeit der Ergebnisse

STÜCK (1994) charakterisierte die semikontinuierlichen Inkubationsbedingungen über 24 Stunden und konnte so das Erreichen des "steady state"-Status dokumentieren. Sowohl STÜCK (1994) als auch DREYER (1990) untersuchten in vivo sowie in vitro in der COSITEC-Anlage die Stoffwechselparameter des Dickdarms und fanden eine gute Übereinstimmung der Verhältnisse. Nur die Keimdichte ist bei den In-vitro-Proben um ungefähr ein Drittel niedriger als bei den In-vivo-Proben. Dieses läßt sich durch die ebenfalls um ein Drittel erniedrigte Partikeldichte erklären. Vorkommen und Anzahl der Keime veränderten sich unter den In-vitro-Verhältnissen gegenüber den In-vivo-Verhältnissen nur geringfügig, wie STÜCK (1994) anhand von Stichproben einzelner Keimarten nachwies.

Der Vergleich der Kontrollphasen verschiedener COSITEC-Arbeiten bei gleichem Versuchsfutter ergab eine hohe Übereinstimmung der Ergebnisse (s. Tabelle 26).
Die großen Differenzen in der Laktat-Produktion beruhen auf der unterschiedlichen Aufbereitung der Proben und darauf, daß der Testsatz erst Konzentrationen, die 2-3 mal höher sind als die gemessenen, zuverlässig ermittelt.

Tabelle 26: Vergleich mikrobieller Stoffwechselparameter aus der Kontrollphase verschiedener COSITEC-Untersuchungen

Meßgröße	HYLLA (1993)	SCHOLKMANN (1995)	FAUL (1997)	Eigene Untersuchungen
pH	6,5	6,6	6,6	6,6
Redoxpot. (mV)	-311	-298	-372	-306
OS-Verd. (%)	48,4	34,4	36,0	35,9
NH_3 (mmol/l)	6,3	6,0	5,8	5,7
SCFA (mmol/d)	5,1	5,3	4,4	4,8
C2:C3:C4 (%)	59:27:14	52:39:9	56:34:10	52:37:11
Laktat (µmol/d)	116,8	---	196	11

5.1.2 Bewertung der vorliegenden Versuche

Um die Medikamenten-Dosierungen auszutesten, wurden zwei Vorversuche (A: Ampicillin und B: Cephalexin) zu je 5 Fermentern mit jeweils einer Dosis pro Inkubationsgefäß durchgeführt. Für die Vorversuche A und B erfolgte die statistische Auswertung der Ergebnisse mittels Regressionsanalyse durch das Statistikprogramm BMDP6D. Dabei wurden alle Kontrolldaten eines Fermenters arithmetisch gemittelt und von den Versuchsdaten des ersten und des sechsten

Tages der Antibiotika-Applikation sowie von den Daten des Versuchstages, an dem der größte Medikamenteneffekt zu messen war, abgezogen.
“Steady state“-Bedingungen wurden bei allen Versuchen nach 2-3 Tagen erreicht. Im jeweils darauf folgenden Versuch wurden einige Dosierungen wiederholt, wobei sich eine gute Reproduzierbarkeit der Ergebnisse ergab (s. Tabellenanhang).
Die Laktat-Konzentration wurde in den Vorversuchen A und B bestimmt und auf die tägliche Laktat-Produktion umgerechnet. Beim Cephalexin wurde nur der Vorversuch B ausgewertet. Beim Ampicillin wurden der Vorversuch A und der Versuch 1 ausgewertet, wobei sich die Werte als gut reproduzierbar erwiesen.

5.2 Medikamentendosierungen

5.2.1 Ampicillin und Cephalexin

Ampicillin wird dem Menschen bei oraler Gabe in Tagesdosen von 2-4 [3-6] g verordnet (FORTH et al. 1996, POLLACK und POLLACK 1996, CAPRILE 1988). Unter Berücksichtigung einer Resorptionsrate von 30-40 [80-100] % gelangen nach oraler Applikation ca. 1,2-2,8 [0,0-1,2] g/d Ampicillin direkt in den Dickdarm. Nur 5 % der resorbierten Menge werden biliär ausgeschieden, so daß nach oraler Gabe insgesamt ca. 1,3-3,0 [0,15-0,44] g/d das Colon passieren. Die Keimdichte in der COSITEC-Anlage ist um ein Drittel niedriger als in vivo, daher wurde die Medikamentenmenge auch um ein Drittel reduziert. Hieraus resultierten bei einem Flüssigkeitsturnover von 625 ml Dosen von 0,42-1,25 [0,06-0,6] g/d Ampicillin. In einem weiteren Versuch (Versuch 2) wurde die applizierte Medikamentenmenge auf 0,03-0,18 g/d gesenkt, um die Grenze zu finden, unter der keine Auswirkungen auf den Dickdarmstoffwechsel zu messen sind.
Die Werte in den eckigen Klammern erläutern die Berechnungen für Cephalexin. Beim Vorversuch B wurden aufgrund dieser Berechnungen und der hohen Resorption etwas geringere Dosierungen von 0,06-0,32 g/d gewählt. In einem

weiteren Versuch (Versuch 3) wurde die applizierte Medikamentenmenge auf 0,016 g/d gesenkt, um die Grenze zu finden, unter der keine Auswirkungen auf den Dickdarmstoffwechsel zu messen sind.

Tabelle 27: Berechnung der Ampicillin-Dosierungen von Vorversuch A

Dosis	Resorption	Elimination mit der Galle	Im Dickdarm wirksame Dosis	2/3 der wirksamen Dosis	Tages-Dosis
Ampicillin	30-40 %	5 %			
2-4 g/d	0,8-1,2 g/d	0,1-0,2 g/d	1,1-3,0 g/l	0,66-2,0 g/l	0,42-1,25 g/d
Cephalexin	80-100 %	5 %			
3-6 g/d	0,0-4,8 g/d	0,15-0,2 g/d	0,15-1,4 g/l	0,1-0,96 g/l	0,06-0,6 g/d

5.3 Auswirkung der β-Laktam-Antibiotika auf die mikrobiellen Stoffwechselparameter

Im Folgenden werden die Versuchsergebnisse kurz dargestellt, diskutiert, und mit den Ergbnissen anderer In-vitro-Untersuchungen verglichen. Danach werden vermutliche Auswirkungen auf den Gesamt-Organismus diskutiert.

5.3.1 pH-Wert und Redoxpotential

Bei beiden Medikamenten stieg der pH-Wert bereits 24 Stunden nach Beginn der Antibiotika-Applikation um ca. 0,2 Einheiten, wobei die maximalen Veränderungen bei den niedrigeren Dosierungen im Gegensatz zu den hohen Dosierungen etwas später erreicht wurden. Obwohl im weiteren Verlauf die pH-Werte wieder geringfügig sanken, blieben sie gegenüber den pH-Werten der Kontrollphase ingesamt erhöht. Die Varianzanalyse ergab keine Dosisabhängigkeit der pH-Werte. Veränderungen des pH-Wertes könnten durch die hohe Pufferkapazität der Infusionslösung aufgefangen worden sein.

Der pH-Wert wird vor allem durch den Gehalt des Dickdarms an kurzkettigen Fettsäuren, Ammoniak, Bicarbonat und Laktat bestimmt. Während der Versuche konnten für beide Medikamente dosisabhängig erniedrigte SCFA-Produktionraten, erhöhte Ammoniak-Konzentrationen und eine Steigerung der Laktat-Produktion beobachtet werden. Wird die Zusammensetzung der Bakterien im Dickdarm durch Antibiotika gestört, produzieren die Bakterien weniger Fettsäuren. Da die kurzkettigen Fettsäuren die größte Anionen-Menge im Dickdarm stellen (CUMMINGS 1981, MORTENSEN und CLAUSEN 1993), muß sich ihre Abnahme in einer Zunahme der pH-Werte ausdrücken. Die Ammoniakkonzentration wird sowohl durch eine verstärkte Lyse der mikrobiellen Zellmasse als auch durch eine geringere Verstoffwechselung im Rahmen der mikrobiellen Proteinbiosynthese erhöht (ALEXANDER et al. 1992). Laktat, ein bedeutendes Intermediärprodukt des Kohlenhydratabbaus, ist eine schwache Säure, die den pH senkt. Aufgrund des gestörten mikrobiellen Gleichgewichtes nimmt die Laktat-Produktion zu bzw. erhöht sich die Laktat-Konzentration. Ursache dafür ist entweder das Absterben solcher Bakterien, die Laktat verstoffwechseln, oder eine verstärkte Vermehrung von laktatproduzierenden Bakterien. Da der pH in den vorliegenden Versuchen steigt, muß das Sinken des pH-Wertes aufgrund gesteigerter Laktat-Produktion durch die hohe Pufferkapazität, die verminderte Ammoniak-Verwertung und die Abnahme der Fettsäure-Produktion kompensiert worden sein.

In vivo stimulieren SCFA die Absorption von Na^+, Cl^-, NH_4^+, Ca^{2+} und H_2O (CHU und MONTROSE 1996). Die SCFA werden zu einem großen Teil über einen HCO_3^-/$SCFA^-$-Antiporter aus dem Lumen entfernt, so daß eine geringere SCFA-Produktion einen geringeren Bicarbonat-Spiegel im Lumen beding, wodurch in vivo die Pufferkapazität im Faeces abnimmt. Da Laktat nicht resorbiert werden kann, ergibt sich im Lumen eine verstärkte Anionen-Zunahme, wodurch der pH-Wert eigentlich sinken müßte; jedoch induzieren ein geringerer SCFA-Gehalt, eine geringere Pufferkapazität sowie ein gestiegener Ammoniak-Gehalt eine pH-Steigerung (CHU und MONTROSE 1996). Die pH-Senkung durch den zunehmenden Laktat-Gehalt wird letztendlich von den anderen Faktoren aufgehoben. Ein luminal gestiegener pH bewirkt einen steigenden intrazellulären pH aufgrund von Elektrolytverschiebungen, woraus ein Stagnieren der Zellproliferation folgt (LUPTON et al. 1985, CASSIDY et al. 1981).

Bei den hohen Dosierungen beider Medikamente waren bereits 24 Stunden nach Beginnn der Applikation stark signifikante Abnahmen des Redoxpotentials nachweisbar. Die hohen Dosierungen von Ampicillin (Vers. 1) ließen eine dosisabhängige Verminderung des Redoxpotentials erkennen. Keine signifikanten Unterschiede ergab die Varianzanalyse zwischen Versuchs- und Kontrollphase bezüglich der niedrigen Ampicillin-Applikationen (Vers. 2).
Wird das Kolonisationsgleichgewicht durch Antibiotika gestört, ist eine Verminderung des Redoxpotentials zu erwarten. In Abhängigkeit von den durch Antibiotika geschädigten Bakterien kann das Redoxpotential entweder steigen oder fallen. Werden die nicht reduzierenden Bakterien betroffen, können sich die reduzierenden Bakterien vermehren, da das Kolonisationsgleichgewicht gestört ist; die Folge wäre eine Erhöhung des Redoxpotentials. Bekämen jedoch die nicht reduzierenden Bakterien aufgrund nun fehlender Nahrungskonkurrenz eine Vermehrungsmöglichkeit, wäre die Folge wie in den vorliegenden Versuchen eine Verminderung des Redoxpotentials. Ein niedriges Redoxpotential verschlechtert die Lebensbedingungen für strikt anaerobe Bakterien im System, weshalb das Redoxpotential zu den Mikroorganismen assoziierten Merkmalen (MAC) zählt, die Auskunft über Veränderungen im Ökosystem Dickdarm geben (CARMAN et al. 1993). STÜCK (1994) maß in vivo ein Redoxpotential von -275 mV im Caecum, so daß vermutlich auch die während der Medikamenten-Applikation gemessenen Werte noch ein anaerobes Bakterienwachstum ermöglichen. In vivo wird das Redoxpotential vor allem durch wandständige fakultativ anaerobe Mikro-organismen aufrechterhalten (SIMON und GORBACH 1986, SCHULZE 1987).

5.3.2 Verdaulichkeit der organischen Substanz

Aufgrund der Medikamenten-Applikation fiel die Verdaulichkeit der organischen Substanz um 5-10 %, ohne sich im weiteren Versuchsverlauf zu erholen. Bei der Ampicillin-Applikation konnte eine schwach signifikante Dosisabhängigkeit errechnet werden. Es wäre zu erwarten, daß bei höheren Dosierungen (Vers. 1) aufgrund der stärkeren Hemmung der Mikroorganismen die Verdaulichkeit stärker fiele als bei niedrigen (Vers. 2). Bei den vorliegenden Versuchen wurde jedoch bei den niedrigeren Ampicillin-Dosierungen (Vers. 2) eine gegenüber den hohen Dosierungen (Vers. 1) stärker verminderte Verdaulichkeit der organischen Substanz gefunden. Die Abnahme der scheinbaren Verdaulichkeit der organischen Substanz unter Medikamenten-Applikation läßt sich durch die geringere Kohlenhydrat-Verwertung von antibiotika-geschädigten Mikroorganismen erklären. Eine mögliche Ursache für die stärkere Wirkung niedrigerer Ampicillin-Dosierungen könnte das nicht identische Ausgangs-substrat der einzelnen Versuche sein. Da den Schweinen Stroh ad libitum zur Verfügung stand, können unterschiedliche Strohanteile in der Partikelphase, die den Fermentationsgefäßen als zu verdauendes Subsrat zugesetzt wurde, nicht ausgeschlossen werden. Aus diesem Grund sind COSITEC-Versuche, die in längerem zeitlichen Abstand voneinander durchgeführt wurden, nur bedingt vergleichbar.

5.3.3 Ammoniakkonzentration

Der Zusatz der β-Laktam-Antibiotika führte zu einer starken dosisabhängigen Erhöhung der Ammoniak-Konzentrationen. Bei den niedrigeren Dosierungen beider Medikamente war nach anfänglicher Erhöhung der Ammoniak-Konzentrationen jedoch ein Sinken der Ammoniak-Konzentrationen zu beobachten, ohne daß dabei die Kontrollwerte ereicht wurden. Die Zunahme der Ammoniak-Konzentrationen unter Antibiotika-Applikation läßt sich sowohl durch eine geringere Ammoniak-Verwertung für die mikrobielle

Proteinbiosynthese von geschädigten Mikroorganismen als auch durch eine erhöhte Lysis der mikrobiellen Zellmasse erklären. Bei einer gestörten Mikroorganismen-Population resultiert eine geringere Ammoniak-Produktion, wie ALEXANDER et al. (1992) speziell für Ampicillin nachgewiesen haben. Dieser Effekt kommt jedoch in den vorliegenden Untersuchungen in den Ammoniak-Konzentrationen nicht zum Ausdruck, da er durch die geringere Weiterverwertung des Ammoniak aufgehoben wird. Das erneute Sinken des Ammoniakgehaltes könnte ein Anzeichen für die zunehmende Resistenz der durch das Antibiotikum geschädigten Bakterien sein. Die bakterielle Resistenz ist abhängig von der Medikamenten-Dosierung. Wenn bei absolut zu geringer Medikamenten-Dosierung nur wenige Keime eliminiert werden, ergibt sich kein Evolutionsvorteil für die Mutanten, da sich durch die Mutationen z. B. auch eine geringere Zellwand-Synthese und ein daraus resultierendes langsameres Wachstum ergeben können. Resistenzen entwickeln sich besonders aufgrund niedriger Antibiotika-Dosierungen. Die Expression mutationsbedingt veränderter Gene, die eine Veränderung der PBP (Penicillin-bindungs-Proteine) oder ein Abtauchen derselben veranlassen, ist vom Selektionsdruck abhängig. CHAUDHURY et al. (1996) fanden bei den fakultativ anaeroben gramnegativen Aeromonas (Vibrionaceae) sowohl plasmid- als auch chromosomal-gebundende Resistenzgene, die je nach Selektionsdruck exprimiert wurden. GEORGE (1996) beschreibt für gramnegative multiresistente Bakterien bezüglich der Ampicillin-Resistenz sowohl Gene, z. B. das Acridin-Resistenz-Gen, als auch spezielle Efflux-Systeme, die in Abhängigkeit vom Selektionsdruck exprimiert werden. Es könnten aber auch andere natürlich resistente Bakterien proliferieren und die Ammoniak-Verwertung anstelle der geschädigten Keime übernehmen. Dagegen spricht jedoch, daß dieser Effekt bei den höheren Dosierungen beider Antibiotika nicht gefunden wurde.

5.3.4 Fettsäure-Produktion

Beim Ampicillin konnte ingesamt je nach Dosierung eine Abnahme der Gesamt-Fettsäure-Produktion um 33-67 % beobachtet werden; daran waren Veränderungen der drei wichtigsten kurzkettigen Fettsäuren beteiligt. Die Acetat-Produktion nahm unter Ampicillin-Applikation ab. Die Propionat-Produktion nahm dosisabhängig hoch signifikant unterschiedlich ab (s. Abbildung 23). Die Propionat-Produktion bei einer Ampicillin-Zugabe von 1,25 g/d konnte sich im Gegensatz zu den niedrigeren Dosierungen während der gesamten Versuchsdauer nicht erhohlen. Bei der Dosis von 0,42 g/d erreichte die Propionat-Produktion bereits am vierten Tag der Medikamenten-Applikation wieder das Kontrollphasen-Niveau.

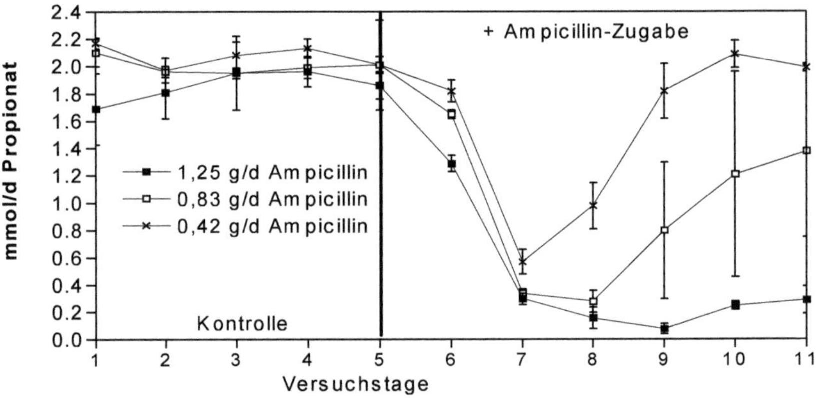

Abbildung 22: Die Propionat-Produktion während des Versuches 1

Die Butyrat-Produktion fiel bei den hohen Dosierungen (Vers. 1) dosisabhängig, bei den niedrigen Dosierungen (Vers. 2) dosisunabhängig, ohne jedoch unter die Nachweisgrenze zu sinken. Die Butyrat-Produktion konnte sich zum Ende der Ampicillin-Applikation wieder etwas erhohlen.

Im Versuch 2 konnte bei der niedrigsten Dosierung von 0,03 g/d Ampicillin kein Sinken der Propionat-Produktion mehr beobachtet werden (s. Abb. 24). Bei den höheren Dosierungen erreichte die Propionat-Produktion bereits am vierten Tag der Medikamenten-Applikation wieder das Kontrollphasen-Niveau.

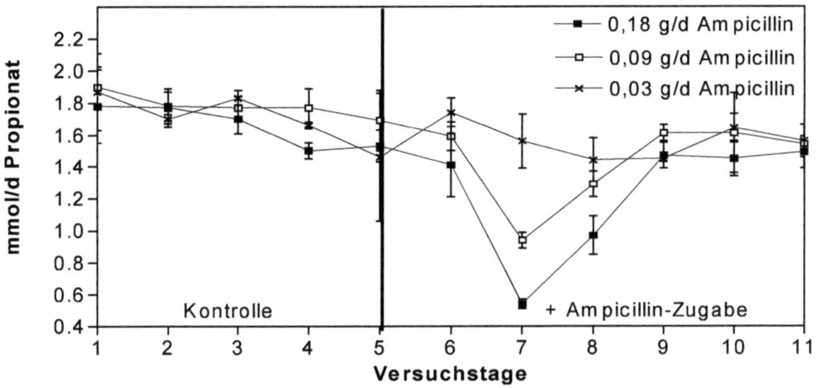

Abbildung 23: Die Propionat-Produktion während des Versuches 2

Beim Cephalexin wurde in den eigenen Versuchen insgesamt je nach Dosierung eine Abnahme der Gesamt-Fettsäuren-Produktion um 31-56 % beobachtet. Die Acetat- und die Propionat-Produktion (s. Abb. 25) nahmen schwach signifikant dosisabhängig ab. Die Butyrat-Produktion lag spätestens am dritten Tag der Medikamenten-Applikation unterhalb der Nachweisgrenze ohne eine Erholung während des weiteren Versuchsverlaufes. Wegen der vollständig gehemmten Butyrat-Produktion sind auf intestinaler Ebene nach einer Cephalexin-Applikation wesentlich stärkere Nebenwirkungen als nach einer Ampicillin-Therapie zu erwarten, da Butyrat das Hauptenergiesubstrat der Enterozyten ist.

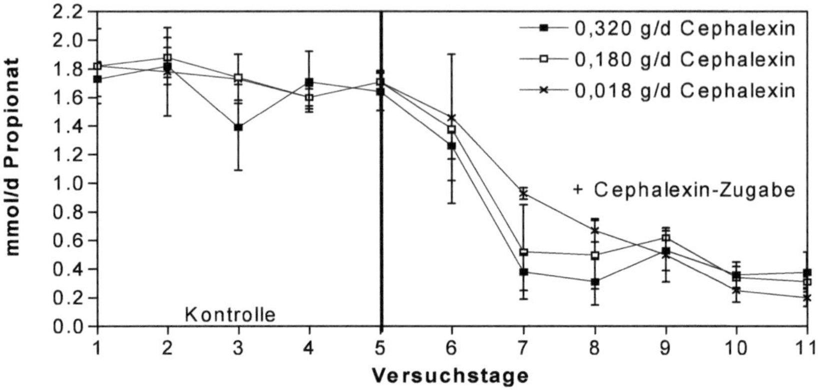

Abbildung 24: Die Propionat-Produktion während des Versuches 3

Antibiotika reduzieren über verschiedene Mechanismen selektiv die Mikroflora, und dadurch nehmen auch deren Stoffwechselleistungen ab (NORD und EDLUND 1990, RAO et al. 1988). Besonders werden Bacteroides spp., Propionibakterien und Fusobakterien geschädigt, die Kohlenhydrate zu Pyruvat fermentieren können (HEIMDAHL und NORD 1982, EDWARDS et al. 1986, LUSK et al. 1977). Bacteroides und Eubakterien bilden aus Pyruvat über Acetyl-CoA die kurzkettigen Fettsäuren Acetat und Butyrat (STEIN und SCHRÖDER 1994, MACFARLANE und GIBSON 1995, STEVANI et al. 1991). Propionat wird aus Phosphoenolpyruvat, einem Metaboliten aus der Glycolyse, sowohl über den Acrylat-Weg aus Laktat als auch über den Succhinat-Weg aus Pyruvat vor allem durch Propionibakterien und Bacteroidesspezies gebildet (WOLIN und MILLER 1983, STEVANI et al. 1991, STEIN und SCHRÖDER 1994). Die quantitativ wichtigsten Butyratbildner im Colon sind Fuso- und Eubakterienspezies (WOLIN und MILLER 1983). Unter Ampicillin-Einwirkung wäre nun also eine deutliche Abnahme der Gesamt-Fettsäure-Produktion aufgrund einer geringeren Acetat-, einer minimierten Propionat- und einer geringeren Butyrat-Produktion zu erwarten.

Die geringgradige Erholung der Acetat- wie auch der Butyrat-Produktion könnte sowohl durch zunehmende Resistenz ursprünglich ampicillin-empfindlicher

Bakterien als auch durch eine vermehrte Bildung butyrat-bildender Bakterien mit natürlicher Ampicillin-Resistenz erklärt werden. Bei einer Schädigung der Fusobakterien durch das Antibiotikum könnten andere Bakterien aus dem nun im Überfluß vorhandenen Acetyl-CoA vermehrt Acetat bilden, was eine Erklärung für den geringen Abfall der Acetat-Produktion wie auch für den Anstieg des molaren Acetat-Anteils unter Therapie sein könnte.

Die Erholung der Propionat-Produktion noch während der Ampicillin-Zugabe läßt sich sowohl durch Übernahme der Propionat-Produktion von ampicillin-resistenten Bakterien als auch durch eine zunehmende Resistenz ursprünglich ampicillin-empfindlicher Bakterien erklären.

HOVERSTAD et al. (1986) fanden bei In-vivo-Untersuchungen von menschlichem Faeces unter Ampicillin-Therapie eine um 33 % gesunkene Fettsäure-Konzentration, was mit der hier gefundenen Reduktion der Gesamt-Fettsäure-Produktion übereinstimmt. Die Propionat-Produktion veränderte sich jedoch bei HOVERSTAD et al. (1986) mit einer Abnahme um 15 % nicht signifikant. Da Ampicillin die beiden Haupt-Propionatbildner Bacteroides spp. und Propionibakterien schädigt, scheinen die während der hohen Dosierungen gemessenen Abnahmen der Propionat-Produktion von 70-95 % auf diese Weise erklärbar zu sein.

Die Wirkung des Ampicillin auf den Dickdarmstoffwechsel wird durch abnehmende Kolonisationsresistenz, abnehmende Mucin-Verwertung, gesunkene Fettresorption, mangelhafte Umsetzung von Bilirubin und Cholsterin charakterisiert (MIDTVEDT et al. 1986, MIDTVEDT et al. 1990).

Die Wirkung des Cephalexins auf den Dickdarmstoffwechsel wurde noch nicht erforscht. Das mag zum einen darauf beruhen, daß Cephalexin durch eine hohe intestinale Resorptionsrate gekennzeichnet ist und hauptsächlich renal wieder ausgeschieden wird, zum anderen darauf, daß es die im Dickdarm dominierenden Bacteroidesspezies nicht angreift. Da Bacteroides, die die hauptsächlichen Acetat- und Propionat-Bildner im Dickdarm sind, eine natürliche Resistenz gegen Cephalexin besitzen, überrascht die Reduktion der Propionat-Produktion um 80-95 % (s. Abb. 25), während die schwächere Reduktion (8-25 %) der Acetat-Produktion sich dadurch erklären läßt.

Wegen der nach Cephalexin-Applikation vollständig gehemmten Butyrat-Produktion sind auf zellulärer Ebene wesentlich stärkere Nebenwirkungen als nach einer Ampicillin-Therapie zu erwarten. Tatsächlich werden jedoch nur ganz vereinzelt Diarrhoen in Zusammenhang mit Cephalexin beschrieben (SAKER et al. 1973).

Die kurzkettigen Fettsäuren des Chymus werden von den Epithelzellen der Dickdarmmucosa als bevorzugtes Substrat zur Energiegewinnung benutzt, weshalb der Stoffwechselzustand der Mucosazellen stark vom SCFA-Gehalt des Chymus abhängt (CLAUSEN und MORTENSEN 1994, ROEDIGER 1982). Butyrat bewirkt über ein Absinken des intrazellulären pH-Wertes eine gesteigerte Zellproliferation (STEIN et al. 1994). Wenn die expandierende Kryptenzone mehr als 40 % der Kryptenlänge beträgt, hemmt Butyrat die Proliferation und bewirkt nun ein vermehrtes Ausdifferenzieren der Colonzellen (LUPTON et al. 1985, CASSIDY et al. 1981). 70-90 % des Energieumsatzes in den Epithelzellen der Colonmucosa sollen über die Verstoffwechselung von Butyrat getragen werden (CLAUSEN und MORTENSEN 1994, SCHEPACH 1994). Es steht zu erwarten, daß angesichts des in den eigenen Versuchen gefundenen Sinkens der Butyrat-Produktion unter Antibiotika-Therapie die Colonozyten unter Energiemangel leiden. Man kann mit einiger Sicherheit sagen, daß ein Sinken des SCFA-Gehaltes im Chymus zu einer geringeren Kryptenproliferation im Darm, zu inter- und intrazellulären Elektrolytverschiebungen, und zu einem vermehrten Mucin-Gehalt im Faeces führt. Mit der COSITEC-Anlage können jedoch die Einflüsse des veränderten Dickdarmchymus auf die Enterozyten nicht erfaßt werden.

Die Fettsäure-Resorption erfolgt, wie oben bereits besprochen, sowohl über einen $SCFA^-/HCO_3^-$-Antiporter als auch in nicht dissoziiertem Zustand. WOLEVER et al. (1995) zeigten, daß unterschiedliche Mechanismen für die Resorption der einzelnen Fettsäuren verantwortlich sind. So wird Acetat hauptsächlich über den Antiporter resorbiert, während Propionat in erster Linie diffundiert. Acetat und Propionat stimulieren gegenseitig ihre Absorption. Als Folge sinkt der intrazelluläre pH. Daraufhin wird ein Na^+/H^+-Austauscher (im distalen Colon Amilorid-abhängig) aktiviert (HARIG et al. 1996, HOLTUG et al. 1992). Der

Na^+-Überschuß wird über die Na^+/K^+-ATP-ase der Basolateralmembran entfernt. Als weitere Folge wird nun vermehrt Wasser aus dem Darm resorbiert. Im distalen Colon werden auch Ca^{2+}/H^+-Austauscher im Zusammenhang mit der SCFA-Resorption aktviert (WOLEVER et al. 1995). In der Zelle verhindern die SCFA an der Basolateralmembran die cyclo-AMP-vermittelte Cl^--Sekretion, nicht jedoch die basolaterale Ca^{2+}-vermittelte Cl^--Sekretion (DAGHER et al. 1996). In den Colonozyten wird durch die Metabolisierung der SCFA vermehrt HCO_3^- gebildet. Dieses führt sowohl zu einer Verbesserung der SCFA-Resorption als auch zur vermehrten Aufnahme von Cl^--Ionen über einen HCO_3^- /Cl^--Antiporter (DIENER et al. 1994). Die Elektrolytverschiebungen, die aufgrund einer geringeren SCFA-Produktion von antibiotika-geschädigten Bakterien entstehen und die Kohlenhydrate, die aufgrund des durch β-Laktam-Antibiotika gestörten Kohlenhydrat-Stoffwechsels vermehrt im Lumen verbleiben, sowie der Energiemangel der Enterozyten werden heute bei der Entstehung der antibiotika-assozierten Diarrhoe (AAD) als wichtige Faktoren diskutiert.

Ein weiterer Faktor, der durch die SCFA-Konzentration im Darmlumen beeinflußt wird, ist das Mucin, der Hauptbestandteil der Schleimschicht des Darms. Mucin wird durch Bacteroides, Bifidobakterien und Ruminokokken verdaut und ist unter normalen Bedingungen in der Faeces nicht nachweisbar. Der Mucin-Gehalt in der Faeces nimmt unter Antibiotika-Therapie zu. Ein erhöhter Mucin-Gehalt kann den Darm einerseits vor Fremdkolonisation schützen, andererseits verändert er das Mikroklima und damit die Elektrolyt-Absorption (CARLSTEDT-DUKE et al. 1986, FORSTNER 1978, FRETER 1982).

STÜCK (1994) stellte fest, daß die Partikeldichte in vivo im Caecum von Schweinen mindestens das Zehnfache der im COSITEC beträgt. Es muß unter physiologischen Bedingungen mit einer noch höheren SCFA-Produktion gerechnet werden, da die kurzkettigen Fettsäuren nicht nur kontinuierlich weitertransportiert, sondern auch kontinuierlich aus dem Colonlumen resorbiert werden. Ob der Produktionsabfall nach Zusatz der β-Laktam-Antibiotika in vivo quantitativ von Bedeutung ist, bedarf weitergehender Untersuchungen.

5.3.5 Laktat-Produktion

Unter der Medikamenten-Applikation konnte ein deutlicher transienter Anstieg der Gesamt-Laktat-Produktion auf das mindestens 3-fache der Kontrollwerte beobachtet werden. Während bei der Ampicillin-Applikation die Gesamt-Laktat-Produktion bereits am fünften Tag der Medikamenten-Zugabe wieder auf das niedrige Kontrollniveau gefallen war, konnte beim Cephalexin nur ein Sinken der Gesamt-Laktat-Produktion beobachtet werden, ohne daß die niedrigen Kontrollwerte wieder erreicht wurden. Die Produktion an L-Laktat stieg bei beiden Medikamenten stärker als die D-Laktat-Produktion. Die hier getroffenen Aussagen sind bezüglich der Methoden-Sicherheit kritisch zu bewerten. Der verwendete Testsatz ist für Meßwerte zwischen 0,02 und 0,2 mmol/l zuge-lassen. Es wurde jedoch vorwiegend im Bereich um 0,01 mmol/l gemessen. Da bei Vorversuch A und Versuch 1 die gleichen Ampicillin-Dosierungen einge-setzt und ähnliche Meßwerte erreicht wurden, ist jedoch eine Reproduzier-barkeit der Meßwerte anzunehmen. Aus Kostengründen konnten nicht alle Proben eines Versuches gemessen werden, so daß beim Vorversuch B nur die Aussage gemacht werden kann, daß die Laktatproduktion unter Cephalexin-Zufuhr steigt. Der L-Laktat-Produktions-Wert von 7014 µmol/d am dritten Tag einer Cephalexin-Substituierung von 0,25 g/d ist kritisch zu beurteilen, da er aufgrund seiner Höhe deutlich aus dem Rahmen fällt. Wegen des niedrigen Laktat-Gehaltes mußten die Proben stark aufkonzentriert werden, was zu Schwierigkeiten beim Probeneinsatz in den Assay führte.

Durch die Antibiotika-Gabe wird das Kolonisationsgleichgewicht der Mikro-organismen empfindlich gestört. Die erhöhten Laktat-Werte lassen sich sowohl über eine erhöhte Produktion als auch durch mangelnde Weiterverwertung des Laktats durch geschädigte Bakterien erklären. Die Produktion von L-Laktat nahm bei beiden Medikamenten im Verhältnis zum D-Laktat vermehrt zu; dies könnte durch eine vergrößerte Wachstumsrate der Laktat-Produzenten oder durch vermehrte bakterielle Laktat-Produktion hervorgerufen werden (HOVE und MORTENSEN 1995). E. coli, Streptokokkus faecalis, Laktobakterien, Bifidobakterien reduzieren Laktat zu Pyruvat und Propionibakterien verstoffwechseln das Laktat sofort zu Acetat und Propionat. Deshalb ist Laktat im Dickdarm normalerweise nur in sehr geringen Mengen nachzuweisen (WOLIN und MILLER 1983, MACFARLANE und ENGLYST 1986, VERNIA et al. 1988). Demgegenüber ist es bei Darmerkrankungen häufig in erhöhten Mengen nachweisbar (BUSTOS et al. 1994). Die Erhöhung der Gesamt-Laktat-Produktion aufgrund einer starken E. coli-Vermehrung erscheint hier unwahrscheinlich, da laut SLYTER und RUMSEY (1991) E. coli bevorzugt das für den menschlichen Körper nicht verwertbare D-Laktat bilden; unter Medikamenten-Einfluß wurde jedoch mehr L-Laktat gebildet. Unter Ampicillin-Wirkung wurden am fünften Tag bereits wieder Kontrollwerte erreicht. Dies könnte entweder auf resistent gewordene laktat-verwertende Bakterien, z. B. Propionibakterien, hinweisen oder auf eine späte Schädigung der Laktat-bildenden Bakterien. Um genaue Aussagen über Populationsverschiebungen treffen zu können, müßten jedoch noch mikrobiologische Untersuchungen mit Bestimmung der Keimarten gemacht werden.

5.4 Schlußfolgerungen

Bei beiden Medikamenten wurden bezüglich der Faktoren Gesamt-SCFA-Produktion, Ammoniak-Konzentration, Propionat-Produktion und der molaren Produktion von Acetat und Propionat eine Dosisabhängigkeit mit der Varianzanalyse errechnet. Die Veränderungen des pH-Wertes und der molaren Butyrat-Anteile konnten nicht in Relation zu den eingesetzten Medikamenten-mengen gebracht werden. Jedes der getesteten Antibiotika wies ein eigenes Fettsäure-Profil auf, das sich ebenfalls von dem bereits untersuchten Clindamycin (FAUL 1997, HYLLA 1993), Metronidazol sowie Vancomycin (BENDER 1998) unterscheidet. Es müssten weitere Untersuchungen anderer Antibiotika mit dem COSITEC-System gemacht werden. Es scheint jedoch die Annahme berechtigt zu sein, daß Antibiotika aufgrund ihrer Wirkung auf einzelne Parameter des Ökosystems Dickdarm bereits unterschieden werden können.

Da das Cephalexin ingesamt einen stärkeren Einfluß auf das COSITEC-System hatte, wobei speziell die Butyrat-Produktion unter die Nachweisgrenze sank, wären unter In-vivo-Bedingungen ebenfalls stärkere Auswirkungen dieses Medikamentes zu vermuten. Dieses ist in der Literatur aber nicht der Fall. Ursache dafür ist wahrscheinlich die sehr hohe Resorption von nahezu 100 %. Cephalexin erscheint also in vivo erst gar nicht im Dickdarm.

Beim Ampicillin hatten die niedrigen Dosierungen zum Teil stärkere Effekte als die hohen Dosierungen. Dieser paradox erscheinene Effekt läßt sich möglicherweise durch das nicht ganz identische Ausgangssubstrat in beiden Versuche erklären. Die zu beobachtende Erholung einzelner Parameter während der Versuchsdauer beruht wahrscheinlich auf zunehmender Resistenz ursprünglich ampicillin-empfindlicher Keime. Da Ampicillin eine sehr niedrige Resorptionsquote von nur 40 % hat, gelangt es auch unter In-vivo-Verhältnissen in grossen Mengen in den Dickdarm. Das starke Sinken der Butyrat-Produktion führt unter In-vivo-Bedingungen zu einem Energiedefizit der Colonzyten. Dieses, die Elektrolyt-Verschiebungen aufgrund gesunkener Fettsäure-Produktion und -Resorption sowie die mangelhaft fermentierten osmotisch wirksamen Zucker können daher als wesentliche Faktoren der antibiotika-assozierten Diarrhoe diskutiert werden.

Tabelle 28: Übersicht über die Signifikanzverteilung des Varianzfaktors Dosierung in den drei Versuchen

	pH	**Red.**	**verd.OS**	**NH_3**	**SCFA**	**C2**	**C3**	**C4**	**C2 %**	**C3 %**	**C4 %**
AN	-	-	*	**	***	*	***	-	***	***	-
AH	-	**	*	***	**	-	***	***	***	**	-
C	-	-	-		*	*	**	-	**	**	-

AH = Vers. 1, AN = Vers. 2, C = Vers. 3, Red. (mV), verd. OS (%), NH3 (mmol/l), SCFA (mmol/d), A = Acetat (mmol/d), P = Propionat (mmol/d), B = Butyrat (mmol/d), A % = molarer Anteil an Acetat (mol%), P % = molarer Anteil an Propionat (mol%), B % = molarer Anteil an Butyrat (mol%)

6 Zusammenfassung

Die Colon-Simulationstechnik, eine semikontinuierliche Inkubationsmethode, wurde benutzt, um die Effekte von Ampicillin und Cephalexin auf die Parameter des mikrobiellen Dickdarmstoffwechsels zu erforschen. Ziel der Untersuchung war die mögliche Rolle von Veränderungen im mikrobiellen Stoffwechsel als Beginn von Krankheiten, wie z. B. der antibiotika-assozierten Diarrhoe zu erforschen. Als Spender des Dickdarmsubstrates dienten Schweine, denen 5 cm distal der Ileocaecalklappe eine permante Fistel eingefügt wurde. Der Dickdarminhalt wurde mittels Gaze-Filtration in eine flüssige und eine feste Phase getrennt, die flüssige Phase wurde zum Starten der Inkubationsmethode benutzt und die gefriergetrocknete feste Phase wurde in Nylon-Beuteln (Poren-Größe 40 µm) in die Inkubationsgefäße gefüllt und regelmäßig alle 48 h gewechselt. Bis zu 9 Inkubationsgefäße konnten gleichzeitig bedient werden und jeder Versuch dauerte 16-18 Tage mit einer 5-7-tägigen Äquilibrierungsphase. Nach der Äquilibrierungsphase folgte eine 5-tägige Kontrollphase und danach eine 6-tägige Versuchsphase, während der die Antibiotika kontinuierlich in unterschiedlichen Dosierungen (0,03-1,25 g/Tag Ampicillin und 0,016-0,32 g/Tag Cephalexin) zugeführt wurden. Der mikrobielle Stoffwechsel wurde durch Cephalexin im Vergleich zu Ampicillin stärker verändert. Als Antwort auf die Applikation beider Antibiotika konnten Veränderungen des mikrobiellen Dickdarmstoffwechsels mit signifikant dosierungsabhängigen Effekten bei der Gesamt-SCFA-Produktion, der Ammoniak-Konzentration und den molaren Proportionen von Acetat sowie Propionat gefunden werden. Die Veränderungen der pH-Werte und der molaren Butyrat-Produktionsraten waren nicht dosierungsabhängig. Die Abnahme der Verdaulichkeit der organischen Substanz war bei den niedrigen Ampicillin-Dosierungen im Verhältnis zu den höheren Dosierungen stärker. Dieser Effekt könnte sich durch Unterschiede in der Substratzusammensetzung zwischen den einzelnen Versuchen erklären lassen. Beim Ampicillin zeigten einige Parameter nur vorübergehende Veränderungen während der Medikamenten-Applikation, welche durch eine zunehmende

Resistenz ursprünglich Ampicillin-empfindlicher Mikroorganismen hervorgerufen werden könnte.
Die Annahme, daß Antibiotika aufgrund ihrer Wirkung auf einzelne Parameter des Ökosystems Dickdarm bereits unterschieden werden können, scheint berechtigt zu sein. Um die These zu erhärten, daß jedes Medikament ein eigenes Fettsäure-Profil im Dickdarm hervorruft, wären weitere Versuche mit unterschiedlichen Antibiotika erforderlich.
Aus der vorliegenden Untersuchung kann gefolgert werden, daß die Abnahme der Butyrat-Produktion, aufgrund ihrer bedeutenden Rolle für die Morphologie und Struktur der Enterozyten, ein patho-physiologisch relevanter Faktor für das Entstehen einer antibiotika-assozierten Diarrhoe ist.

7 Summary

The colon simulation technique was used as a semi-continuous incubation procedure to study the effects of Ampicillin and Cephalexin on basic parameters of microbial hindgut metabolism. The study aimed at investigating the potential role of changes in microbial metabolism for the onset of diseases such as antibiotic associated diarrhoe. Pigs were used as donor animals for hindgut contents and for this purpose they were equipped with permanent fistulae approximately 5 cm distal to the ileocecal valve. Hindgut contents were separated into the fluid and particle phase by gauze filtration, the fluid phase was then used as inoculum to start the incubation experiments and the freeze dried particles were introduced in nylon bags (40µm pore size) into the incubation vessels and regularly exchanged at 48 h intervals. Up to nine fermentation vessels could be incubated simultaneously and each experiment consisted of 16-18 days with the first 5-7 days being allowed for equilibration. They were followed by the control period (5 days) and the final period (6 days) during which the individual antibiotic was continuously infused at different daily doses (0,03-1,25 g/day and 0,016-0,320 g/day for Ampicillin and Cephalexin, respectively). The basic parameters of microbial hindgut metabolism were more affected by Cephalexin as compared with Ampicillin. Metabolic changes of microbial hindgut metabolism could be recorded in response to both antibiotics with significant dose dependent effects on SCFA production rate, ammonia concentrations and molar proportions of acetate and propionate. The changes in pH and molar butyrate proportions were not dose dependent. Decreases of apparent digestibility of organic matter was more pronounced at low Ampicillin concentrations as compared with higher doses. These effects might have been due to differences in the composition of substrate which was used for the experiments. In response to Ampicillin some parameters showed transient changes during treatment which might have been induced by increasing resistance of microbes during the experimental period. From the present results it can be speculated that individual antibiotics can be detected with respect to their specific effects on the basic parameters of microbial hindgut metabolism.

Further tests with different antibiotics are necessary in order to confirm the hypothesis that each antibiotic induces its own profile of SCFA.

From the present study it has to be concluded that at least decreases of butyrate production might be relevant pathophysiological factors for the onset of antibiotic associated diarrhoe due to its essential role for the morphological and structural integrity of enterocytes.

8 Literaturverzeichnis

AHRENS, F.; KAUFMANN, W. (1985)
Messungen zur Fermentation im Dickdarm am Modell Miniaturschwein unter besonderer Berücksichtigung der Eiweißumsetzungen. Zeitung für Tierphysiologie, Tierernährung und Futtermittelkunde **53**, 150-169

ALEXANDER, T.; THOMAS, K.; CHERIAN, A. M.; KANAKASABAPATHY (1992)
Effect of three antibacterial drugs in lowering blood and stool ammonia production in hepatic encephalopathy. Indian Journal of Medical Research B **96**, 292-296

ALLISON, M.; ROBINSON, I.; BUCKLIN, J. A. (1979)
Comparison of bacterial population of the pig cecum and colon based upon enumeration with specific energy sources. Applied and Enviromental Microbiology **37**, 1142-1151

ANAND, A.; BAHEY, B.; MIR, A. (1994)
Epidemiology, clinical manifestations, and outcome of Clostridium difficile-associated diarrhea and colitis. American Journal of Gastroenterology **89**, 519-523

ANDRÉJAK, M.; SCHMITT, J.-L.; TONDRIAUX, A. (1991)
The clinical significance of antibiotic-associated pseudomembranous colitis in the 1990s. Drug safety **6 (5)**, 339-349

ARANEO, B. A.; CEBRA, J. J.; BEUTH, J.; FULLER, R.; HEIDT, P. J.; MIDTVEDT, T.; NORD, C. E.; NIEUWENHUIS, P.; MANSON, W. L.; PULVERER, G.; RUSCH, V. C.; TANAKA, R.; VAN DER WAJ, D.; WALKER, R. I.; WELLS, C. L.(1996)
Problems and priorities for controlling opportunistic pathogens with new antimicrobial strategies; an overview of current literature. Zentralblatt für Bakteriologie **283**, 431-465

ARGENZIO, R. A.; SOUTHWORTH, M. (1974)
Sites of organic acid production and absorption in gastrointestinal tract of the pig. American Journal of Physiology **288** (2), 454-460

BACH KNUDSEN, K. E.; JENSEN, B. B.; ANDERSEN, J. O.; HANSEN, J. (1991)
Gastrointestinal implications in the pig of wheat and oat fractions. 2. Microbial activity in the gastrointestinal tract. British Journal of Nutrition **65**, 233-248

BARTLETT, J. G. (1980)
Antibiotic associated diarrhea. Delaware Medical Journal **52**, (9) 487-492

BARTLETT, J. G. (1986)
Antibiotic associated Diarrhea. Disease a Month **30** (15R),1-54

BENDER, A. (1998)
In-vitro-Untersuchungen zur Characterisierung der Wirkung von Metronidazol und Vancomycin unter Berücksichtigung von pH-Wert Verschiebungen auf den mikrobiellen Dickdarmstoffwechsel. Dissertation Veterinärmedizin, Gießen

BENNO, Y.; ENDO, K.; SUZUKI, K. ; MITSUOKA, T.; NAMIOKA; S. (1985)
Use of a nonprotein nitrogen in pigs: Effect of dietary urea on the intestineal flora. American Journal of Veterinary Research **46**, 959-962

BERKOWITZ, D.; BEZAHLER, G.; BRANDT, L. J. (1976)
Ampicillin-associated Colitis. American Journal of Gastroenterology **1**, 362-365

BLACK, F.; EINARSSON, K.; LIDBECK, A.; ORRHAGE, K; NORD, C. E. (1991)
Effect of lactic acid producing bacteria on the human intestinal microflora during Ampicillin treatment. Scandinavian Journal of Infectious Diseases **23**, 247-254

BONGAERTS, G. P.; LYERLY, D. M. (1994)
Role of toxins A and B in the pathogenesis of Clostridium difficile diseases. Microbial Pathogenesis **17**, 1-12

BORRIELLO, S. P.; HONOUR, P.; TURNER, T.; BARCLAY, F. (1983)
Household pets are a potential reservoir for Clostridium difficile infection. Journal of Clinical Pathology **36**, 84-87

BORIELLO, S. P.; KETLEY, J.M.; MITCHEL, T. J.; BARCLAY, F. E.; WELCH, A. R.; PRICE, A. B.; STEPHEN, J. (1987)
Clostridium difficile - a spectrum of virulence and analysis of putative virulence determinants in the hamster model of antibiotic-associated colitis. Journal of Medical Microbiology **24**, 53-64

BRAUN, P.; TILLOTSON, J. R.; WILCOX, C.; FINNLAND, M. (1968)
Cephalexin and Cephaloglycin: Activity in vitro and absorption and urinary excretion of a single oral doses in young adults. Applied Microbiology **16**, 1684-1690

BRAUSE, B. D.; ROMANKIEWICZ, J. A.; GOTZ, V.; FRANKLIN, J. E.; ROBERTS, R. B. (1980)
Comperative study of diarrhea associated with Clindamycin and Ampicillin therapy. American Journal of Gastroenterology **73** (3), 244-248

BREUER, R. I.; BUTO, S. K.; CHRIST, M. L.; BEAN, J.; VERNIA, P.; PAOLUZI, P.; DIPAOLO, M. C.; CAPRILLI, R. (1991)
Rectal irrigation with short-chain fatty acids for distal ulcerative colitis preliminary report. Digestive Diseases and Sciences **36**, 185-187

BREVES, G.; DREYER, J.; OSLAGE, H. J. (1991)
In vitro-studies on microbial hindgut metabolism in pigs. Advances in Animal Physiology and Animal Nutrition **22** (Suppl.), 89-92

BREVES, G.; SCHULZE, E.; SALLMANN, H. P.; GÄDEKEN, D. (1993)
The application of ^{13}C-labelled short chain fatty acids to measure acetate and propionate production rates in the large intestines. Studies in a pig model. Zeitschrift für Gastroenterologie **31**, 179-182

BROWN, J. P. (1977)
The role of gut bacterial flora in nutrition and health ; a review of recent advances in bacteriological techniques, metabolism and factors affecting flora composition. Critical Review of Food Science Nutrition **8**, 229-336

BUGEAUT, M. (1987)
Occurence, absorption and metabolism of short chain fatty acids in the digestive tract of mammals. Comperative Biochemistry and Physiology **86B**, 439-472

BUSTOS, D.; PONS, S.; PERNAS, J. C.; GONZALES, H.; CALDARINI, M. I.; OGAWA, K.; DE PAULA, J. A. (1994)
Fecal lactate and short bowel syndrome. Digestion Diseases and Science **39**, 2315-2319

BUTS, J.-P.; DE KEYSER, N.; DE RAEDEMAKER, L. (1994)
Saccharomyces boulardii enhaces rat intestinal enzyme expression by endoluminal release of polyamines. Pediatric Research **36**, 522-527

BUTZNER, J. D.; PARMAR, R.; BELL, C. J.; DALAL, V. (1996)
Butyrate enema therapy stimulates mucosal repair in experimental colitis in the rat. Gut **38**, 568-573

CAPRILE, A. K. (1988)
The cephalosporine antimicrobial agents: a comprehensive review. Journal of Veterinary Pharmacology and Therapeutics **11**, 1-32

CARLSTEDT-DUKE, B.; HOVERSTAD, T.; LINGAAS, E.; NORIN, K. E.; SAXERHOLT, H.; STEINBAKK, M.; MIDTVEDT, T.(1986)
Influence of antibiotics on intestinal mucin in healthy subjects. European Journal of Clinical Microbiology **5** (6), 634-638

CARMAN, R. J.; VAN TASSEL, R. L.; WILKINS, T. D.(1993)
The normal intestinal microflora: ecology, variability and stability. Veterinary and Human Toxicology **35** (Suppl. 1), 11-14

CASSIDY, M. M.; LIGHTFOOT, F. G.; GRAU, L. E.; STORY, J. A.; KRITCHEVSK, D.; VAHOUNY, G. V.(1981)
Effect of chronic intake of dietary fibers on the ultrastructural topography of rat jejunum and colon: a scanning electron microscopy study. American Journal of Clinical Nutrition **34**, 218-228

CERNY, A. (1996)
Nebenwirkungen von in der Praxis oft gebrauchten Antibiotika. Schweizerische Medizinische Wochenschrift **126**, 528-534

CHAPMAN, M: A. S.; GRAHN, M: F.; BOYLE, M. A. HUTTON, M.; ROGERS, J.; WILLIAMS, N. S. (1994)
Butyrate oxidation is impaired in the colonic mucosa of quiescent ulcerative colitis. Gut **35**, 73-76

CHAUDHURY, A.; NATH, G.; SHUKLA, B. N.;. SANAYL, S. C(1996)
Biochemical characterisation, enteropathogenity and antimicrobial resistance plasmids of clinical and enviromental Aeromonas isolates. Journal of Microbiology **44**, 434-437

CHEN, W. L.; ANDERSON, J. W.; JENNINGS, D. (1984)
Propionate may mediate the hypocholesterolemic effects of certain soluble plant fibres in cholesterol fed rats. Proceedings of Society Experimental Biological Medicine **175**, 215-218

CHU, S.; MONTROSE, M. H.(1996)
Non-ionic diffusion and carrier-mediated transport drive extracellular pH regulation of mouse colonic crypts. Journal of Physiology **494** (3), 783-793

CHU, S. W.; WALKER, W. A. (1993)
Bacterial toxin interaction with the developing intestine. Gastroenterology **104**, 916-925

CIESELKI-TRESKA, J.; ULRICH, G.; BALDACINNI, O.; MONTEIL, H.; AUNIS, D. (1991)
Phosphorylation of cellular proteins in response to treatment with Clostridium difficile toxin B and Clostridium sordellii toxin L. European Journal of Cell Biology **56**, 68-78

CLARK, H.; TURCK, M. (1968)
in vitro and in vivo evaluation of Cephalexin. Antimicrobial Agents Chemotherapy **1**, 234-236

CLAUSEN, M.R.; BONNEN, H.; TVEDE, M. (1991)
Colonic fermentation to short-chain fatty acids is decreased in antibiotic-associated diarrhea. Gastroenterology **101**, 1497-1504

CLAUSEN, R. M.; MORTENSEN, P. B. (1994)
Kinetic studies on the metabolism of short-chain fatty acids and glucose by isolated rat colonocytes. Gastroenterology **106**, 423-432

CORTHIER, G.; MULLER, M.C. (1988)
Emergence in gnotobiotic mice of nontoxinogenic clones of clostridium difficile from a toxinogenic one. Infection and Immunity **56**, 1500-1504

COSTE, M.; GOUET, P.; ESCOULA, L. (1984)
Ampicillin inactivation in the caecum of axenic, gnotoxenic and conventional lambs: Interaction with resistant or sensitive Escherichia coli. Journal of General Microbiology **130**, 1325-1330

CROSSE, R.; BURT, D. G. (1984A)
Antibiotic concentration in the serum of dogs and cats following a single oral dose of Cephalexin. Veterinary Record **4**, 106-107

CROSSE, R.; BURT, D. G. (1984B)
Cephalexin: interpretation of sensitivity disc testing in veterinary practice. Research in Veterinary Science **36**, 259-262

CRUMP, M. H.; ARGENZIO, R. A.; WHIPP, S. C. (1980)
Effects of acetate on absorption of solute and water from the pig colon. American Journal of Veterinary Research **41** (10), 1565-1568

CUMMINGS, J. H.(1981)
Short-chain fatty acids in the human colon. Gut **22**, 763-779

CUMMINGS; J. H. (1983)
Fermentation in the human large intestine: evidence and implications for health. The Lancet **1**, 1206-1209

CUMMINGS, J. H. (1984)
Colonic absorption: the importance of short chain fatty acids in man. Scandinavian Journal of Gastroenterology **19**, 89-99
CUMMINGS, J. H.; HILL, M. J.; BRANCH, W. J.; JENKINGS, D. J. A. (1979)
The effect of meatprotein and diatary fiber on colonic fermentation and metabolism; II. Bacterial metabolismn in feces and urine. American Journal of Clinical Nutrition **32**, 2099-2101

CUMMINGS, J. H.; ENGLYST, H. N. (1987a)
Fermentation in the human large intestine and available substrates. American Journal of Clinical Nutrition **45**, 1243-1255

CUMMINGS, J. H.; POMARE, E. W.; BRANCH, W. J.; NAYLOR C. P. E.; MACFARLANE, G. T. (1987b)
Short-chain fatty acids in human large intestine, portal and venous blood. Gut **28**, 1221-1227

CUMINGS, J. H.; MACFARLANE, G. T. (1991)
The control and consequences of bacterial fermentation in the human colon. Journal of Applied Bacteriology **70**, 443-459

CZERKAWSKI, J. W.; BRECKENRIDGE, G. (1977)
Design and development of a long term simulation technique (RUSITEC). British Journal of Nutrition **38**, 371-384

CZERUKA, D.; NANO, J. L.; BERNASCONI, P.; RAMPAL, P. (1994)
Saccharomyces boulardii inhibts secretagogue-mediated adenosine 3',5'-cyclic monophosphate induction in intestinal cells. Gastroenterology **106**, 1190-1198
DAGHER, P. C.; EGNOR, R. W.; TAGLIETA-KOHLBECHER, A.; CHARNEY, A. N. (1996)
Short-chain fatty acids inhibt camp-mediated chloride secretion in rat colon. American Journal of Physiology **271** (C), C1853-C1860

DIENER, M.; PETER, A.; SCHARRER, E. (1994)
The role of volume-sensitive Cl-channels in the stimulation of chloride absorption by short-chain fatty acids in the rat colon. Acta Physiologica Scandinavia **151**, 385-394

DIXON, W. J. (1987)
BMPD Statistical Software Manuel. University of California Press Berkeley, Los Angeles, London

DOEBBER, T. W.; WU, M. S.; MAURIELLO, A.; ALBERTS, A. (1991)
Platelet-activating factor (PAF) stimulates the lysoPAF acetyltransferase in leukocyte-rich plasma: use in PAF antagonist studies. Lipids **26**, 997-1003

DONTA, S. T.; MYERS, M. G. (1982)
Clostridium difficile toxin in asymptomatic neonates. Journal of Pediatrics **100**, 431-434

DOVE, C. H.; WANG, S.-Z.; PRICE, S. B. (1990)
Molecular characterisation of the Clostridium difficile toxin A gene. Infection and Immunity **58**, 480-488

DRASAR, B. S. und BARROW, P. A. (1985)
Intestinal microbiology. Aspects of microbiology 10. American Society of Microbiology, Washington

DREYER, J. (1990)
In vitro-Untersuchungen mit der Colon Simulationstechnik (COSITEC) zum mikrobiellen Stoffwechsel im Dickdarm von Schweinen. Dissertation Agrarwissenschaften, Göttingen

DUNCAN, A. J.; HENDERSON, C. (1990)
A study of dietary fibre by human colonic bacteria grown in vitro in semicontinuous culture. Microbial Ecology in Health and Disease **3**, 87-98

EDELMANNN, R. (1990)
The treatment of gastrointestinal infections. Current Opinion of Gastroenterology **6**, 124-128

EDWARDS, C. A.; DUERDEN, B.; READ, N: W. (1985)
Metabolism of mixed human colonic bacteria in a continuous culture mimicking the human cecal content. Gastroenterology **88**, 1903-1908

EDWARDS, C. A.; DUERDEN, B. I.; READ, N. W. (1986)
Effect of Clindamycin on the ability of a contineus culture of colonic bacteria to ferment carbohydrate. Gut **27**, 411-417

EGLOW, R.; POTHOULAKIS, C.; ISREAL, E.; WALKER, W. A.; LAMONT, J.T. (1990)
Age-related increase in receptor binding for C. difficile toxin A (TXA) on rabbit intestine. Gastroenterology **5** A, 136

FAUL, K. (1997)
In-vitro-Untersuchungen zur Characterisierung der Wirkung von Ampicillin und Cephalexin auf den mikrobiellen Dickdarmstoffwechsel. Dissertation Haushalts- und Ernährungswissenschaften, Gießen

FEKETY, R. (1991)
Antibiotic-associated diarrhea
In: Current topics in gastroenterology: diarrheal diseases, Field, M. (ed.): Elsevier, New York, Amsterdam, London, S. 293-317

FEKETY, R.; AKSHAY, B. S. (1993)
Diagnosis and treatment of Clostridium difficile Colitis. Journal of American Medicine Association **269** (1), 71-75

FINNEY, J. M. (1893)
Gastro-enterostomy for cicatrizing ulcer of the pylorus. Johns Hopkins Hospital Bulletin **11**, 53-55

FIORENTINI, C.; THELESTAM, M. (1991)
Clostridium difficile toxin A and its effect on cells. Toxicon **29**, 543-567
FOORD, R. D. (1969)
Proceedings of a symposion on the clinical evaluation of Cephalexin. Glaxo Laboratories Ldt., London, June, 4-5

FORSTNER, J. F. (1978)
Intestinal mucins in health and disease. Digestion **17**, 234-263

FORTH, W.; HENTSCHLER, D.; RUMMEL, W.; STARKE, K. (Hrsg.) (1996)
Allgemeine und spezielle Pharmakologie und Toxikologie. BI-Wissenschaftsverlag, Mannheim, 7. Auflage

FRANKEL, W. L.; ZHANG, W.; SINGH, A.; KLURFELD, D. M.; DON, S.; SAKATA, T.; MODLIN, I.; ROMBEAU, J. L. (1994)
Meditation of the trophic effects of short-chain fatty acids on the rat jejunum and colon. Gastroenterology **106**, 375-380

FRETER, R. (1982)
Bacterial association with the mucus gel system of the gut. In: Microbiology, D. Schlesinger (Hrsg.): American Society of Microbiology, Washington, D. C., 278-281

FRETER, R. (1983)
Mechanisms that control the mikroflora in the large intestine, In: Human intestinal flora in health and disease, S. 33-54, Hentges, D. J. (Hrsg.): Academic press, London

FRETER, R.; STAUFER, E.; CLEVEN, D.; HOLDEMAN, C. V.; MOORE, W. E. (1983)
Continuous-flow cultures as in vitro models of the large intestinal flora. Infection and Immunity **39**, 666-675

GANDHI, C. R.; DEBUYSERE, M. S.; OLSON, M. S. (1992)
Platelet-activating factor-mediated synthesis of prostaglandins in rat Kupffer cells. Biochimica et Biophysika Acta **1136**, 68-74

GEORGE, A. M. (1996)
Multidrug resistance in enteric and other gram-negative bacteria. FEMS (Microbiology Letters) **139**, 1-10

GEDEK, B.; AMSELGRUBER, W. (1990)
Mikrobieller Antagonismus: Zur Eliminierung von enteropathogenen E. coli-Keimen und Salmonellen aus dem Darm durch Sacchoromyces boulardii. In: Ökosystem Darm II S.168-177, Ottenjan, R.; Müller, J.; Seifert, J. (Hrsg.): Springer-Verlag, Berlin, Heidelberg

GEDEK, B. (1991)
Regulierung der Darmflora über die Nahrung. Zentralblatt für Hygiene und Umweltmedizin **191**(2-3), 277-301

GINSBURG, C. M. (1982)
Comparative pharmacokinetics of Cefadroxil, Cefaclor, Cephalexin and Cephradine in infants and children. Journal of Antimicrobial Chemotherapy **10** (Suppl. B), 27-31

GOLDMAN, P. (1981)
The metabolism of xenobiotics by intestinal flora. Banbury Republic **7**, 25-43

GORDON, H. A.; PESTI, L. (1971)
The gnotobiotic animal as a tool in the study of host microbial relationship. Bacteriologial Reviews **35**, 3-32

GRÖSCHEL, D. H. M. (1996)
Clostridium difficile Infection. Critical Reviews in Laboratory Sciences **33** (3), 203-245

GURWITH, M. R.; LOVE, K. (1977)
Diarrhea associated with Clindamycin and Ampicillin. Journal of Infectious Diseases **135** (Suppl.), 104-110

HAFIZ, S.; OAKLEY, C. L. (1976)
Clostridium difficile: isolation and characteristics. Journal of Medical Microbiology **9**, 129-136

HALL, I. C.; O'TOOLE, E. (1935)
Intestinal flora in newborn infants. American Journal of Diseases of Children **49**, 390-402

HARA, H.; SAITO, Y.; NAKASHIMA, H.; KIRIYAMA, S. (1994)
Evaluation of acid-treated maize husk by rat caecal bacteria in vivo and in vitro. British Journal of Nutrition **71**, 719-729

HARIG, J. M.;SOERGEL, K. H.; KOMOROWSKI, R. A.; WOODS, C. M. (1989)
Treatment of diversion colits with short-chain-fatty acid irrigation. The New England Journal of Medicine **320** (1), 23-28

HARIG, J. M.; NG, E. K.; DUDEJA, P. K.; BRASITUS, T. A.; RAMASWAMY, K (1996)
Transport of n-butyrate into human colonic luminal membrane vesicles. American Journal of Physiology **34** (G) 271, G415-G422

HAWKER, P. C.; MASHITER, K. E.; TURNBERG, L. A. (1978)
Mechanisms of transport of Na, Cl, and K in the human colon. Gastroenterology **74**,1241-1247

HECHT, G.; KOUTSOURIS, A.; POTHOULAKIS, C.; LAMONT, J. T.; MADARA, J. L. (1992)
Clostridium difficile toxin B disrupts the barrier function of T_{84} monolayers. Gastroenterology **102**, 416-423

HECHT, G.; POTHOULAKIS, C.; LAMONT, J. T.; MADARA, J. L. (1988)
Clostridium difficile toxin A perturbs cytosceletal structure and junction permeability in cultured human epithelial monolayers. Journal of Clinical Investigation **82**, 1516-1524

HEIMDAHL, A.; NORD, C. E. (1982)
Effect of Erythromycin and Clindamycin on indigenous human anaerobic flora and new colonisation of the gastrointestinal tract. European Journal of Clinical Microbiology **1**, 38-48

HILL, M. J. (1975)
The role of colon anaerobes in the metabolism of bile acids and steroids, and its relation to colon cancer. Cancer **36** (Suppl.), 2387-2400

HIRSCHHORN, L.R.; TRNKA, Y.; ONDERDONK, A.; LEE, M.-L. T.; PLATT, R. (1994)
Epidemiology of community-aquired Clostridium difficile-associated diarrhea. Journal of Infectious Diseases **169**, 127-133

HOELLER, H. A. (1987)
Caecum metabolism
In: Advanced animal nutrition for developing countries, S. 78-88, Singh, U. B.: Ghaziabad, Indien

HOLTUG, K. (1989)
Mechanisms of absorption of short-chain fatty acids - coupling to intracellular pH regulation. Acta Veterinaria Scandinavia, **86** (Suppl.), 126-133

HOLTUG, K.; RASMUSSEN, H. S.; MORTENSEN P. B. (1992)
An in vitro study of short chain fatty acid concentrations, production and absorption in pig (*sus scrofa*) colon. Comparative Biochemistry and Physiology **103A** (1), 189-197

HOSKINS, L. C.; BOULDING, E. T. (1981)
Mucin degradation in human colon ecosystems
Journal of Clinical Investigation **67**, 163-72

HOVE, H. , MORTENSEN, P. B. (1995)
Colonic lactate meatbolism and d-lactic acidosis. Digestion Diseases and Science **40**, 320-330

HØVERSTAD, T.; FAUSTA, O.; BJØRNEKLETT, A.; BØHMER, T. (1984)
Short-chain fatty acids in the normal human faeces. Scandinavian Journal of Gastroenterology **19**, 375-381

HØVERSTAD, T.; CARLSTEDT-DUKE, B.; LINGAAS, E.; MIDTVEDT, T.; NORIN, K. E.; SAXERHOLT, H.; STEINBAKK, M. (1986)
Influence of Ampicillin, Clindamycin, and Metronidazole on faecal excretion of short chain fatty acids in healty subjects. Scandinavian Journal of Gastroenterology **21**, 621-626

HYLLA, S. (1993)
Auswirkungen von Clindamycin auf den mikrobiellen Dickdarmstoffwechsel. Diplom-Arbeit, Haushalts- und Ernährungswissenschaften, Gießen

IMMOTO, S.; NAMIOKA, S. (1978)
VFA production in the pig large intestine. Journal of Animal Science **47**, 467-478

JOB , M. L.; JACOBS, N. F. jr. (1997)
Drug-induced Clostridium-difficile-associated disease. Drug Safety **17** (1), 37-46

KELLY, C. P.; POTHOULAKIS, C.; LAMONT, J. T. (1994)
Clostridium difficile colitis - Review Article. The New England Journal of Medicine **330** (4), 257-262

KENNELY, J. J.; AHERNE, F. X.; SAUER, W. C. (1981)
Volatile fatty acid production in the hindgut of swine. Canadian Journal of Animal Science **61**, 349-361

KIETZMANN, M.; NOLTE, I.; STROTHMANN-LÜRSEN, B.; GRÜNAU, B.; SCHÄRER, V. (1992)
Tolerance and pharmacokinetics of Cephalexin in cats after oral adminstration. Journal of Small Animal Practise **33**, 521-525

KNOTHE, H.; WIEDEMANN, B. (1965)
Die Wirkung von Ampicillin auf die Darmflora des gesunden Menschen. Zentralblatt für Bakteriologie und Hygiene I Abt. **A 197**, 234-43

KUNIN, C. M.; FINKELBERG, Z. (1970)
Oral Cephalexin and Ampicillin: antimicrobial activity, recovery in urine, and persistence in blood of uraemic patients. Annales of International Medicine **72**, 349-354

LANGANGER, G.; MOEREMANS, M.; DANEELS, G.; SOBIESZEK, A.; DE BRABANDER, M.; DE MEY, J. (1986)
The molecular organisation of myosin in stress fibers of cultured cells. Journal of Cell Biology **102**, 200-209

LEES, P.; MALLEY, S. A.; HOOKE, R. E.; SILLEY, P. (1990)
Cephalexin in ponies: A preliminary investigation. Veterinary Record **30**, 635-637

LEES, G. M.; PERCY, W. H. (1981)
Antibiotic associated colitis: an in vitro investigation of the effects of antibiotics on intestinal motility. British Journal of Pharmacology **73**, 535-547

LEIGH, D. A. (1979)
Pharmacology and toxicological studies with Amoxycillin, Talamycin and Ampicillin and a clinical trial parenteral Amoxillin in serious hospital infections. Drugs Experimental of Clinical Research **5**, 129-139

LIEBICH, H.-G. (1990)
Funktionelle Histologie. Schattauer-Verlag

LIMA, A. A. M.; INNES, D. J.; CHADEE, K.; LYERLY, D. M.; WILKINS, T. D.; GUERRANT, R. L. (1989)
Clostridium difficile toxin A: early sequential histopathologic effects in rabbit small intestine. Laboratory Investigation **61**, 419-452

LIMA, A. A. M.; LYERLY, D. M.; WILKINS, T. D.; INNES, D. J.; GUERRANT, R. L. (1988)
Effects of Clostridium difficile toxins A and B in rabbit small and large intestine in vivo and on cultured cells in vitro. Infection and Immunity **56**, 582-588

LING, G. V.; RUBY, A. L. (1983)
Cephalexin for oral treatment of canine urinary tract infection caused by Klebsiella pneumoniae. Journal of the American Veterinary Medical Association **182** (12), 1346-1347

LOFSTEDT, J.; MILLER, L.; DUIZER, G.; DALEY, J. (1996)
Comparison of efficacy sublactam: Ampicilin to Ampicillin and Saline for treatment of experimentally induced Escherichia coli diarrhea in neonatal calves. Canadian Journal of Veterinary Research **60**, 210-215
LÖSCHER, W.; UNGEMACH, F.R.; KROKER, R. (1991)
Grundlagen der Pharmakotherapie bei Haus- und Nutztieren. Verlag Paul Parey, 1. Auflage

LUPTON, J. R.; CODER, D. M.; JACOBS, L. R.(1985)
Influence of luminal pH on rat large bowel. American Journal of Physiology **249**, G382-388

LUSK, R. H.; FEKETY, R.; SILVA, J.; BODENDORFER, T.; DEVINE, B. J.; KAWANISHI, H.; KORFF, L; NAKAUCHI, D.; ROGERS, S.; SISKIN, S. B. (1977)
Gastrointestinal side effect of Clindamycin and Ampicillin therapy. Journal of Infectious Diseases **135** (Suppl.), 111-119

LYERLY, D. M.; KRIVAN, H. C.; WILKINS, T. D. (1988)
Clostridium difficile: its disease and toxins. Journal of Clinical Microbiology **1**, 1-18

LYERLY, D. M.; SAUM, K. E.; MACDONALD, D.; WILKINS, T. D. (1985)
Effects of toxins A and B given intragastrically to animals. Infection and Immunity **47**, 349-352

MACFARLANE, G. T.; ENGLYST, H. N. (1986)
Starch utilization by the human large intestine. Journal of Applied Bacteriology **60**, 195-201

MACFARLANE; G. T.; GIBSON, G.R. (1995)
Microbiological aspects of the production of short-chain fatty acids in the large bowel. In: Physiological and clinical aspects of short-chain fatty acids Cummings, J. H.; Rombeau, J. L. (Hersg.), S. 87-106, Cambrigde University Press

MARBET, U. A. (1991)
Antibiotikaassoziierte Kolitis - Schattenseiten der Antibiotikatherapie. Therapeutische Umschau **48** (7), 508-514

MASCOLO, N.; RAJENDRAN, V. M.; BINDER, H. J. (1991)
Mechanism of short-chain fatty acid uptake by apical membrane vesicles of rat distal colon. Gastroenterology **101**, 331-338

MCFARLAND, L. V.; STAMM, W. E. (1986)
Review of Clostridium difficile-associated diseases. American Journal of Infection Control **14**, 99-109

MCFARLAND, L. V.; SURAWICZ, C. M.; GREENBERG, R. N.; FEKETY, R.; ELMER, G. W.; MOYER, K. A.; MELCHER, S. A.; BOWEN, K. E.; COX, J. L.; NOORANI, Z.; HARRINGTON, G.; RUBIN, M.; GREENWALD, D. (1994)
Arandomized placebo-controlled trial of Saccharomyces boulardii in combination with standard antibiotics for Clostridium difficile disease. Journal of the American Medical Association **271** (24),1913-1918

MIDTVEDT, T.; CARLSTEDT-DUKE, B.; HOVERSTAD, T.; LINGAAS, E.; NORIN, E.; SAXERHOLT, H.; STEINBAKK M. (1986)
Influence of peroral antibiotics upon the biotransformatory activity of the intestinal microflora in healthy subjects. European Journal of Clinical Investment **16**, 11-17

MIDTVEDT, T.; LINGAAS, E.; CARLSTEDT-DUKE, B.; HOVERSTAD, T.; MIDTVEDT, A.-C.; SAXERHOLT, H.; STEINBAKK, M.; NORIN E. (1990)
Intestinal microbial conversion ofcoprostanol in man. APMIS **98**, 839-844

MILLER, T. L.; WOLIN, W. J. (1981)
Fermentation by the human intestine microbial community in an in vitro semi continuous system. Applied of Enviromental Microbiology **42**, 400-407

MILLER, T. L.; WOLIN, M. J.(1996)
Pathways of acetate, propionate, and butyrate formation by the human fecal microbial flora. Applied of Enviromental Microbiology **62** (5), 1589-1592

MITCHELL, T. J.; KETLEY, J. M.; HASLAM, S. C. (1986)
Effects of toxin A and B of Clostridium difficile on rabbit ileum and colon. Gut **27**, 78-85

MITCHELL, M. J.; LAUGHON, B. E.; LIN, S. (1987)
Biochemical studies on the effect of Clostridium difficile toxin B on actin in vivo and in vitro. Infection and Immunity **55** (2), 1610-1615

MITSOUKA, T.; OHNO, K.; BENNO, Y.; SUZUKI, K.; NAMBA, K. (1976)
The faecal flora of man, IV. Communication: Comparison of the newly developed method with the old conventional method for the analysis of intestinal flora. Zentralblatt für Bakteriologie und Hygiene 1. Abt. Orig. A. **234**, 219-233

MITTY, R. D.; LAMONT, T. (1994)
Clostridium difficile colitis: epidemiology, pathophysiology and treatment. The Mount Sinai Journal of Medicine **61** (4), 329-335

MOORE, W. E. C.; HOLDEMAN, L. V.(1974)
The human fecal flora: the normal fecal of 20 Japanese-Hawaiians. Applied Microbiology **27**, 961- 979

MOORE, W. E. C.; CATO, E. P.; HOLDEMANN, I. V. (1978)
Some current concepts in intestinal bacteriology. American Journal of Nutrition **31** (Suppl.), 33-42

MOORE, W. E. C.; MOORE, L. V. H.; CATO, E. P.; WILKINS, T. D.; KORNEGAY, E. T. (1987)
Effect of high-fiber and high-oil diets on the fecal flora of swine. Applied of Enviromental Microbiology **53**, 1638-1644

MOORE, R.; POUTHOLAKIS, C.; LAMONT, J. T.; CARLSON, S.; MADARA, J. L. (1990)
C. diffcile toxin A increases intestinal permeability and induces Cl^--secretion. American Journal of Physiology **259** (G), G165-G171

MORAN, B. J.; JACKSON, A. A. (1992)
Function of the human colon. British Journal of Surgery **79**, 1132-1137

MORITA, E.; MIZUNO, N.; NISHIKATA, M.; MIYAKE, K. (1990)
Comparison of the pharmacokinetics of five β-lactam antibiotics between neonatal and adult rats. Development of Pharmacology Therapy **14**, 223-230

MORTENSEN, P.; CLAUSEN, M. R. (1993)
Short-chain fatty acids in the human colon: relation to gastrointestinal health and disease. Scandinavian Journal of Gastroenterology **31** (Suppl. 216), 132-148

NORD, C. E.; EDLUND, C. (1990)
Impact of antimicrobial agents on human intestinal microflora. Journal of Chemotherapy **4** (2), 218-237

NORD, C. E.; KAGER, L.; HEIMDAHL, A. (1984)
Impact of antimicrobial agents in the gastrointestinal microflora and the risk of infections. American Journal of Medicine **76**, 99-106

PAPICH, M. G. (1984)
Clinical pharmacology of cephalosporin antibiotics. Journal of the American Veterinary Medical Association **184** (3), 344-347

PERCY, W. H.; CHRISTENSEN, J. (1985)
Antibiotic depression of evoked and spontaneus responses of oppossum distal colonic muscularis mucosa in vitro: a factor in antibiotic-associated colitis?. Gastroenterology **88**, 964-970

PERMAN, J. A.; MODLER, S. (1982)
Glucoproteins as substrates for production of hydrogen and methan by colonic bacterial flora. Gastroenterology **83**, 388-93

PESTI, L. (1963)
Qualitative and quantitative examination of the intestinal bacterium flora of healthy pigs. Zentralblatt für Bakteriologie, Parasitenkunde, Infektionskrankheiten und Hygiene, Abt. I Orig. A. **189**, 282-293

POLLACK, E. S.; POLLACK, C. V. (1996)
Antibiotic use in the emergency department: I. The Penicillins and Cephalosporines. The Journal of Emergency Medicine **14** (2), 213-222

POTHOULAKIS, C; KELLY, C. P.; JOSHI, M. A.; GAO, N.; O'KEANE, C. J.; CASTAGLIUOLO, I.; LAMONT, J. T. (1993)
Characterization of rabbit ileal receptors for Clostridium difficile toxin A binding and enterotoxicity in rat ileum. Gastroenterology **104**, 1108-1115

RAO, S. S.; EDWARDS, C. A.; AUSTEN, C. J.; BRUCE, G.; READ, N. W. (1988)
Impaired colonic fermentation carbohydrate after Ampicillin. Gastroenterology **94**, 928-932

RÉRAT, A. (1978)
Digestion and absorption of carbohydrate and nitrogenous matters in the hindgut of the omnivorous nonruminant animal. Journal of Animal Science **46** (6), 1808-1837

REYNOLDS, D. A.; RAJENDRAN, V. M.; BINDER, H. J. (1993)
Bicarbonate-stimulated (^{14}C)-Butyrate uptake in basolateral membrane vesicles of rat distal colon. Gastroenterology **105**, 725-732

ROCHE (1987)
Lexikon Medizin, 2. Auflage, Verlag Urban und Schwarzenberg
ROEDIGER, W. E. W. (1982)
Utilization of nutrients by isolated epithelial cell division of the rat colon . Gastroenterology **83**, 424-429

ROEDIGER, W. E. W. (1989)
Short chain fatty acids as metabolic regulators of ion absorption in the colon. Acta Veterinaria Scandinavia **86** (Suppl.), 116-125

ROEDIGER, W. E. W. (1980)
The colonic epithelium in ulcerative colitis: an energy-deficiency disease? The Lancet 1, 712-715

ROLFE, R. D. (1984)
Interactions among microorganisms of the indigenous intestinal flora and their influence on the host. Reviews of Infectious Diseases **6** (Suppl. 1), 73-79
ROLLIN, R. E.; KENDALL, N. M.; KOZISEK, P. B.; PHILLIPS, R. W. (1986)
Diarrhea and malabsorption in calves associated with therapeutic doses of antibiotics: Absorptive and clinical changes. American Journal of Veterinary Research **47** (5), 987-991

ROYALL, D.; WOLEVER, T. M. S.; JEEJEEBHOY, K. N. (1990)
Clinical Significance of colonic fermentation. American Journal of Gastroenterology **85** (10), 1307-1311

RUPPIN, H.; BAR-MEIR, S.; SOERGEL, K. H.; WOOD, C.; MILTON, G.; SCHMITT, JR. (1980)
Absorption of short-chain fatty acids by the colon. Gastroenterology **78**, 1500-1507

RUSSO, A.; CIRINO, E.; SANFILIPPO, G., GRASSO, G.; GIANNONE, G. (1980)
Ampicillin-asssociated colitis - case report. Endoscopy **12**, 97-99

SAKATA, T.; SETOYAMA, H. (1995)
Local stimulatory effect of short-chain fatty acids on the mucus release from the hindgut mucosa of rats (Rattus norvegicus). Comparative Biochemistry and Physiology **11 A**, 429-432

SAKER, B. M.; MUSK, M. B.; HAYWOOD, E. F.; HURST, P. E. (1973)
Reversible toxic psychosis after Cephalexin. Medical Journal of Australia **1**, 497-498
SALYERS, A. A. (1990)
Polysaccharide utilization by human colonic bacteria. Advances in Experimental Medicine Biology **270**, 151-157

SAVAGE, D.C. (1984)
Present view of the normal intestinal flora
In: The germfree animal in biomedical research S. 119-140, Coates, M. E.; Gustafsson, B. E. (Hrsg.): Laboratory Animals Ltd., London

SAVAGE, D. C. (1986)
Gastrointestinal microflora in mammalian nutrition. Annual Review of Nutrition **6**, 155-178

SAVAGE, D. C. (1989)
The ecological digestive system and its colonisation. Revue Scientifique et Technique Office International des Epizooties **8**, 259-273

SCHEPPACH, W.; POMARE, E. W.; ELIA, M.; CUMMINGS, J. H. (1991)
The contribution of large intestine to blood acetate in man. Clinical Science **80**, 177-182

SCHEPPACH, W. (1994)
Effects of short-chain fatty acids on gut morphology and function. Gut **35** (Suppl.1), 35-36

SCHEPPACH, W.; BATRAM, P.; RICHTER, A.; RICHTER, F.; LIEPOLD, H.; DUSEL, G.; HOFSTETTER, G.; RÜTHLEIN, J.; KASPER, H. (1992)
Effects of short-chain fatty acids on the colonic mucosa in vitro. Journal of Parenteral Enteral Nutrition **16**, 43-48

SCHLIWA, M. (1985)
The cytoskeleton: an inductory survey. Vienna: Springer- Verlag 1985, 14-66
SCHNABEL, E.; SCHNEIDER, R.; BOLDUAN, G. (1990)
Mikrobielle Metaboliten in den Dickdarmabschnitten des Schweins bei rohfaserreichen Rationen. Archives for Animal Nutrition **40** (1/2), 39-45

SCHOLKMANN, S. (1995)
In-vitro-Untersuchungen zum Einfluß des Probiotikums Paciflor auf den mikrobiellen Dickdarmstoffwechsel von Schweinen. Dissertation, Veterinärmedizin Gießen

SCHULZE, F. (1987)
Die Gastrointestinalflora des Schweins und ihre Regulationsmechanismen
Akademie der Landwirtschaftswissenschaften der deutschen demokratischen Republik, Institut für landwirtschaftliche Information und Dokumentation Berlin (Hrsg.), Band **25**, Heft 4

SEAL, D.; BORIELLO, S. P.; BARCLAY, F.; WELCH, A.; PIPER, M.; BONNYCASTLE, M. (1987)
Treatment of relapsing Clostridium difficile diarrhea by administrating of a nontoxigenic strain. American Journal of Clinical Microbiology **6**, 51-53

SEDDON, S. V.; HEMINGWAY, I.; BORRIELLO, S. P. (1990)
Hydrolytic enzyme production by Clostridium difficile and its relationship to toxin production and virulence in the hamster model. Journal of Medical Microbiology **31**, 169-174

SILVA, J. P. (1989)
Update on pseudomembraneous colitis. Western Journal of Medicine **151**, 644-648

SILVER, M. S.; COUNT, G. W.; ZELEZNIK, D.; TURCK, M. (1977)
Comparison of in vitro antibacterial activity of three oral cephalosporines: Cefaclor, Cephalexin, and Cephradine. Antimicrobial Agents and Chemotherapy **12** (5), 591-596

SIMON, G. L.; GORBACH, S. L. (1982)
Intestinal Microflora. Medical Clinics of North America **66** (3), 557-573

SIMON, G. L.; GORBACH, S. L. (1986)
The human intestinal microflora. Digestive Diseases and Sciences **31** (Suppl.), 147-162

SLYTER, L. L.; RUMSEY, T. S. (1991)
Effect of coliform bacteria, feed deprivation, and pH on ruminal d-lactic acid production by steer or continuous-culture microbial populations changed from forage to contrates. Journal of Animal Sciences **69**, 3055-3066

SMITH, L. D. S.; KING, E. (1962)
Clostridium innocuum, sp. n., a spore-firming anaerobe isolated from human infections. Journal of Bacteriology **83**, 983-939

STEIN, J.; SCHRÖDER, O. (1994)
Luminale Nutrition - klinische Manifestation von Störungen im Haushalt kurzkettiger Fettsäuren. In: Ökosystem Darm VI S. 203-223, Caspary, W. F.; Kist, M.; Zeitz, M. (Hrsg.): Springer-Verlag, Berlin-Heidelberg

STEVANI, J.; GRIVET, J. P.; HANNQUART, G.; DURAND, M.(1991)
Glucose and lactate catabolism by bacteria of the pig large intestine and sheep rumen as assesed by ^{13}C nuclear magnetic resonance. Journal of Applied Bacteriology **71**, 524-530

STEVEN, A. M. und CUMMINGS, J. H. (1980)
Mechanismen of action of dietary fibre in the human colon. Nature **284**, 283-284

STÜCK, K. (1994)
Semikontinuierliche in vitro Untersuchungen zum Einfluß der Nahrungszusammensetzung auf die Synthese mikrobieller Dickdarmcarcinogenese-relevanter Stoffwechselprodukte. Dissertation, Veterinärmedizin Gießen

SURAWICS, C M.; ELMER, G.W.; SPEELMANN, P.; MCFARLAND, L. V.; CHIENN, J.; VAN BELLE, G. (1989)
Prevention of antibiotic associated diarrhea by Saccharomyces boulardii. Gastroenterology **96**, 981

TAGG, J. R.; DAJANI, A. S.; WANNAMAKER, L. W. (1976)
Bacteriocins of gram-psitive bacteria. Bacteriological Reviews **40**, 722-756

TEDESCO, F. J. (1975)
Ampicillin associated diarrhea - a prospective study. Digestive Diseases **20**, 295-297

THELESTAN, M.; BRONNEGARD, M. (1980)
Interaction of cytopathogenic toxin from Clostridium difficile with cells in tissue culture. Scandinavian Journal of Infectious Diseases **22** (Suppl.), 16-19

THOMSON, T. D.; QUAY, J.F.; WEBBER, J. A. (1984)
Cephalosporin group of antimicrobial drugs. Journal of the American Veterinary Medical Association **185** (10), 1109-1113

TITUS, E.; AHAERN, G. A. (1992)
Vertebrate gastrointestinal fermentation: transport mechanisms for volatile fatty acids. Editorial Review, American Physiological Society, R547-R553

TRNKA, Y. M.; LAMONT, J. T. (1984)
Clostridium difficile colitis. Advances of International Medicine **29**, 85-107

TVEDE, M.; RASK-MADSEN, J. (1989)
Bacteriotherapie for chronic relapsing Clostridium difficile diarrhea in six patients. The Lancet **1**, 1156-1160

VAN DER WAJ, D. (1991)
The microflora of the gut: recent findings and implications. Digestion Diseases **9**, 36-48

VEILLEUX, B. G.; ROWLAND, I. R. (1981)
Simulation of rat intestinal ecosystem using a two-stage continuous culture system. Journal of General Microbiology **51**, 532-538

VERNIA, P.; CAPRILLI, R.; LATELLA, G.; BARBETTI, F.; MAGLIOCCA, F. M.; CITTADINI, M.(1988)
Fecal lactate and ulcerative colitis. Gastroenterology **95**, 1564-1568

VINCE, A. J. (1986)
Metabolism of ammonia, urea and amino acids and their significance in liver disease. In: Microbial metabolism in the digestive tract, S. 83-105, Hill, M. J. (ed.): CRC Press, Boca Raton, Florida

VON EICHEL-STREIBER, C.; LAUFENBERG-FELDMANN, R.; SARTINGEN, S.; SCHULZE, J.; SAUERBORN, M. (1992)
Comparative sequence analysis of the Clostridium difficile toxins A and B. Molekular and General Genetics **233**, 260-268

WOLIN, W. J.; MILLER, T. L. (1983)
Carbohydrate fermentation In: Human intestinal microflora in health and disease, S. 147-166, Hentges, D. J. (ed.): Academic Press Inc., London

WICK, W. E. (1967)
Cephalexin, a new orally absorbed cephalosporine antibiotic. Applied Microbiology **15**, 765-770

WOLEVER, T. M. S.; TRINIDAD, T. T.; THOMSON, L. U.(1995)
Short chain fatty acid absorption from human distal colon: interactions between acetate, propionate and calcium. Journal of the American Colllege of Nutrition **14** (4), 393-398

WOSTMANN, B.S. (1981)
The gemfree animal in nutrtion studies. Annual Review of Nutrition **1**, 257-279

WRIGHT, N. G.; NASH, A. S. (1984)
Experimental Ampicillin glomerulonephropathy. Journal of Comperative Pathology **94**, 357361

YEEH, W. K.; QUEENER, S. W. (1990)
Potential industrial use of cephalosporin biosynthetic enzymes and genes. Annals of the New York Academy of Sciences **1**, 128-141

YOST, R. L.; GOTZ, V. P. (1985)
Effect of a Lactobacillus preparation on the absorption of oral Ampicillin. Antimicrobial Agents and Chemotherapy **28** (6), 727-729

ZEHNDER, D.; KÜNZI, U. P.; MAIBACH, R.; ZOPPI, M.; HALTER, F.; NEFTEL, F.; MÜLLER, U.; GALEAZZI, R. L.; HESS, T.; HOIGNÉ, R. (1995)
Die Häufigkeit der Antibiotika-assozierten Diarrhoe bei hospitalisierten Patienten der Jahre 1974-1991 im Comprehensive Drug Monitoring Bern/St. Gallen. Schweizerische Medizinische Wochenschrift **125**, 676-683

ZOPPI, G.; DEGANELLO, A.; BENONI, G.;SACCOMANI, F. (1982)
Oralbacteriotherapy in clinical practise. European Journal of Pediatrics **139**, 18-21

9 Tabellenanhang

Tabelle 1: Ergebnisse von Vorversuch A

Vorversuch B Meßgröße	Kontrolle $\bar{x}$	±s	Behandlung: 0,06 g/d Cephalexin, n=1 1. Tag	2. Tag	3. Tag	4. Tag	5. Tag	6. Tag	Kontrolle $\bar{x}$	±s	Behandlung: 0,13 g/d Cephalexin, n=1 1. Tag	2. Tag	3. Tag	4. Tag	5. Tag	6. Tag
pH-Wert	6,80	0,07	6,95	7,00	7,00	7,05	6,91	6,93	6,76	0,08	6,96	7,08	7,03	7,02	6,91	6,93
Redoxpot. (mV)	-329	8	-330	342	-325	-320	-330	-341	-324	16	-336	-345	-315	-310	-313	-334
Verd. OS (%)	30,3	2,3	27,3	24,8	20,9	21,1	21,0	22,6	34,0	5,7	28,8	24,7	20,7	21,9	21,0	21,7
NH_3 (mmol/l)	5,5	0,1	6,2	6,5	6,1	6,3	6,2	6,5	5,5	0,2	6,5	6,5	6,4	6,2	6,4	6,4
SCFA (mmol/d)	4,31	0,17	4,15	3,68	3,22	3,36	1,73	3,49	4,56	0,23	3,74	3,07	2,56	2,84	2,72	2,76
Acetat (mmmol/d)	2,35	0,06	2,44	2,86	2,59	2,63	1,42	2,78	2,51	0,13	2,17	2,36	2,04	2,27	2,19	2,26
Propionat (mmol/d)	1,49	0,10	1,26	0,58	0,53	0,61	0,31	0,54	1,58	0,13	1,15	0,47	0,42	0,47	0,43	0,39
Butyrat (mmol/d)	0,47	0,04	0,46	0,24	0,10	0,13	0,00	0,16	0,47	0,02	0,43	0,24	0,10	0,11	0,10	0,11
Mol% C2	54,5	1,3	58,7	77,8	80,6	78,1	81,9	79,7	55,0	1,8	57,9	76,8	79,7	79,8	80,7	82,1
Mol% C3	34,6	1,2	30,3	15,6	16,3	18,2	18,1	15,6	34,6	1,6	30,7	15,3	16,4	16,5	15,6	14,1
Mol% C4	10,9	0,6	11,0	6,6	3,1	3,7	0,0	4,7	10,4	0,3	11,4	7,9	3,9	3,7	3,7	3,9
Meßgröße	Kontrolle $\bar{x}$	±s	Behandlung: 0,19 g/d Cephalexin, n=1 1. Tag	2. Tag	3. Tag	4. Tag	5. Tag	6. Tag	Kontrolle $\bar{x}$	±s	Behandlung: 0,25 g/d Cephalexin, n=1 1. Tag	2. Tag	3. Tag	4. Tag	5. Tag	6. Tag
pH	6,76	0,06	6,97	7,08	7,03	7,05	6,92	6,94	6,76	0,04	6,97	7,14	7,06	7,28	7,12	7,11
Redoxpot. (mV)	-327	11	-335	-340	-314	-318	-330	-337	-318	17	-334	-338	-308	-302	-308	-325
Verd. OS (%)	32,6	3,1	26,5	28,1	19,8	21,7	21,1	20,7	34,3	5,2	28,5	23,2	19,4	22,2	32,2	21,8
NH_3 (mmol/l)	5,6	0,1	6,0	6,8	7,1	6,6	6,8	6,6	5,5	0,3	7,1	6,7	6,6	6,4	6,6	6,6
SCFA (mmol/d)	4,45	0,28	3,73	2,62	2,43	2,36	2,55	2,63	4,67	0,37	3,97	2,44	2,21	2,40	2,73	2,72
Acetat (mmol/d)	2,44	0,12	2,36	2,06	2,09	1,98	2,11	2,16	2,58	0,20	2,46	1,95	1,93	1,98	2,11	2,11
Propionat (mmol/d)	1,51	0,14	0,98	0,34	0,33	0,39	0,35	0,37	1,64	0,18	1,11	0,36	0,29	0,42	0,62	0,61
Butyrat (mmol/d)	0,50	0,03	0,39	0,21	0,00	0,00	0,09	0,09	0,45	0,01	0,39	0,13	0,00	0,00	0,00	0,00
Mol% C2	54,8	1,0	63,3	78,8	86,3	83,6	82,6	82,4	55,2	1,2	62,0	80,0	87,0	82,6	77,3	77,7
Mol% C3	33,9	1,2	26,3	13,1	13,7	16,4	13,7	14,0	35,2	1,2	28,0	14,6	13,0	17,4	22,7	22,3
Mol% C4	11,3	0,7	10,4	8,1	0,0	0,0	3,7	3,6	9,7	0,6	9,9	5,4	0,0	0,0	0,0	0,0
Meßgröße	Kontrolle $\bar{x}$	± s	Behandlung: 0,32 g/d Cephalexin, n=1 1. Tag	2. Tag	3. Tag	4. Tag	5. Tag	6. Tag			Regressionsanalyse max	6 m	11 m			
pH	6,77	0,05	6,97	7,14	7,06	7,28	7,12	7,11			*	n.s.	*			
Redoxpot. (mV)	-315	18	-334	-338	-308	-302	-308	-325			n.s.	n.s.	n.s.			
Verd. OS (%)	34,3	5,2	28,5	23,2	19,4	22,2	32,2	21,8			n.s.	n.s.	n.s.			
NH_3 (mmol/l)	5,5	0,3	7,1	6,7	6,6	6,4	6,6	6,6			*	n.s.	*			
SCFA (mmol/d)	4,67	0,37	3,97	2,44	2,21	2,40	2,73	2,72			n.s.	n.s.	*			
Acetat (mmol/d)	2,58	0,20	2,46	1,95	1,93	1,98	2,11	2,11			n.s.	n.s.	*			
Propionat (mmol/d)	1,64	0,18	1,11	0,36	0,29	0,42	0,62	0,61			*	**	*			
Butyrat (mmol/d)	0,45	0,01	0,39	0,13	0,00	0,00	0,00	0,00			n.s.	n.s.	**			
Mol% C2	55,2	1,2	62,0	80,0	87,0	82,6	77,3	77,7			*	n.s.	*			
Mol% C3	35,2	1,2	28,0	14,6	13,0	17,4	22,7	22,3			n.s.	*	n.s.			
Mol% C4	9,7	0,6	9,9	5,4	0,0	0,0	0,0	0,0			n.s.	n.s.	n.s.			

Tabelle 2: Ergebnisse von Vorversuch B

Vorversuch B Meßgröße	Kontrolle $\bar{x}$	±s	Behandlung: 0,06 g/d Cephalexin, n=1 1. Tag	2. Tag	3. Tag	4. Tag	5. Tag	6. Tag	Kontrolle $\bar{x}$	±s	Behandlung: 0,13 g/d Cephalexin, n=1 1. Tag	2. Tag	3. Tag	4. Tag	5. Tag	6. Tag
pH-Wert	6,80	0,07	6,95	7,00	7,00	7,05	6,91	6,93	6,76	0,08	6,96	7,08	7,03	7,02	6,91	6,93
Redoxpot. (mV)	-329	8	-330	342	-325	-320	-330	-341	-324	16	-336	-345	-315	-310	-313	-334
Verd. OS (%)	30,3	2,3	27,3	24,8	20,9	21,1	21,0	22,6	34,0	5,7	28,8	24,7	20,7	21,9	21,0	21,7
NH_3 (mmol/l)	5,5	0,1	6,2	6,5	6,1	6,3	6,2	6,5	5,5	0,2	6,5	6,5	6,4	6,2	6,4	6,4
SCFA (mmol/d)	4,31	0,17	4,15	3,68	3,22	3,36	1,73	3,49	4,56	0,23	3,74	3,07	2,56	2,84	2,72	2,76
Acetat (mmmol/d)	2,35	0,06	2,44	2,86	2,59	2,63	1,42	2,78	2,51	0,13	2,17	2,36	2,04	2,27	2,19	2,26
Propionat (mmol/d)	1,49	0,10	1,26	0,58	0,53	0,61	0,31	0,54	1,58	0,13	1,15	0,47	0,42	0,47	0,43	0,39
Butyrat (mmol/d)	0,47	0,04	0,46	0,24	0,10	0,13	0,00	0,16	0,47	0,02	0,43	0,24	0,10	0,11	0,10	0,11
Mol% C2	54,5	1,3	58,7	77,8	80,6	78,1	81,9	79,7	55,0	1,8	57,9	76,8	79,7	79,8	80,7	82,1
Mol% C3	34,6	1,2	30,3	15,6	16,3	18,2	18,1	15,6	34,6	1,6	30,7	15,3	16,4	16,5	15,6	14,1
Mol% C4	10,9	0,6	11,0	6,6	3,1	3,7	0,0	4,7	10,4	0,3	11,4	7,9	3,9	3,7	3,7	3,9
Meßgröße	Kontrolle $\bar{x}$	±s	Behandlung: 0,19 g/d Cephalexin, n=1 1. Tag	2. Tag	3. Tag	4. Tag	5. Tag	6. Tag	Kontrolle $\bar{x}$	±s	Behandlung: 0,25 g/d Cephalexin, n=1 1. Tag	2. Tag	3. Tag	4. Tag	5. Tag	6. Tag
pH	6,76	0,06	6,97	7,08	7,03	7,05	6,92	6,94	6,76	0,04	6,97	7,14	7,06	7,28	7,12	7,11
Redoxpot. (mV)	-327	11	-335	-340	-314	-318	-330	-337	-318	17	-334	-338	-308	-302	-308	-325
Verd. OS (%)	32,6	3,1	26,5	28,1	19,8	21,7	21,1	20,7	34,3	5,2	28,5	23,2	19,4	22,2	32,2	21,8
NH_3 (mmol/l)	5,6	0,1	6,0	6,8	7,1	6,6	6,8	6,6	5,5	0,3	7,1	6,7	6,6	6,4	6,6	6,6
SCFA (mmol/d)	4,45	0,28	3,73	2,62	2,43	2,36	2,55	2,63	4,67	0,37	3,97	2,44	2,21	2,40	2,73	2,72
Acetat (mmol/d)	2,44	0,12	2,36	2,06	2,09	1,98	2,11	2,16	2,58	0,20	2,46	1,95	1,93	1,98	2,11	2,11
Propionat (mmol/d)	1,51	0,14	0,98	0,34	0,33	0,39	0,35	0,37	1,64	0,18	1,11	0,36	0,29	0,42	0,62	0,61
Butyrat (mmol/d)	0,50	0,03	0,39	0,21	0,00	0,00	0,09	0,09	0,45	0,01	0,39	0,13	0,00	0,00	0,00	0,00
Mol% C2	54,8	1,0	63,3	78,8	86,3	83,6	82,6	82,4	55,2	1,2	62,0	80,0	87,0	82,6	77,3	77,7
Mol% C3	33,9	1,2	26,3	13,1	13,7	16,4	13,7	14,0	35,2	1,2	28,0	14,6	13,0	17,4	22,7	22,3
Mol% C4	11,3	0,7	10,4	8,1	0,0	0,0	3,7	3,6	9,7	0,6	9,9	5,4	0,0	0,0	0,0	0,0

Meßgröße	Kontrolle $\bar{x}$	± s	Behandlung: 0,32 g/d Cephalexin, n=1 1. Tag	2. Tag	3. Tag	4. Tag	5. Tag	6. Tag	Regressionsanalyse max	6 m	11 m
pH	6,77	0,05	6,97	7,14	7,06	7,28	7,12	7,11	*	n.s.	*
Redoxpot. (mV)	-315	18	-334	-338	-308	-302	-308	-325	n.s.	n.s.	n.s.
Verd. OS (%)	34,3	5,2	28,5	23,2	19,4	22,2	32,2	21,8	n.s.	n.s.	n.s.
NH_3 (mmol/l)	5,5	0,3	7,1	6,7	6,6	6,4	6,6	6,6	*	n.s.	*
SCFA (mmol/d)	4,67	0,37	3,97	2,44	2,21	2,40	2,73	2,72	n.s.	n.s.	*
Acetat (mmol/d)	2,58	0,20	2,46	1,95	1,93	1,98	2,11	2,11	n.s.	n.s.	*
Propionat (mmol/d)	1,64	0,18	1,11	0,36	0,29	0,42	0,62	0,61	*	**	*
Butyrat (mmol/d)	0,45	0,01	0,39	0,13	0,00	0,00	0,00	0,00	n.s.	n.s.	**
Mol% C2	55,2	1,2	62,0	80,0	87,0	82,6	77,3	77,7	*	n.s.	*
Mol% C3	35,2	1,2	28,0	14,6	13,0	17,4	22,7	22,3	n.s.	*	n.s.
Mol% C4	9,7	0,6	9,9	5,4	0,0	0,0	0,0	0,0	n.s.	n.s.	n.s.

Tabelle 3: Ergebnisse von Versuch 1

Versuch 1		Behandlung: 0,42 g/d Ampicillin, $\bar{x} \pm s$, n=3					
Meßgröße	Kontrolle	1. Tag	2. Tag	3. Tag	4. Tag	5. Tag	6. Tag
pH	**6,61**	**6,73**	**6,77**	**6,72**	**6,72**	**6,72**	**6,74**
	0,01	0,01	0,02	0,02	0,01	0,01	0,02
Redoxpot. (mV)	**-334**	**-329**	**-309**	**-307**	**-315**	**-322**	**-325**
	1	2	6	6	8	6	3
Verd. OS (%)	**40,7**	**40,0**	**35,1**	**34,4**	**34,1**	**34,2**	**33,8**
	1,1	4,9	0,5	0,4	0,6	0,5	0,5
NH_3 (mmol/l)	**6,0**	**7,2**	**7,6**	**6,4**	**7,2**	**7,3**	**7,2**
	0,2	0,2	0,1	0,5	0,1	0,3	0,2
SCFA (mmol/d)	**5,32**	**5,17**	**2,93**	**3,35**	**4,18**	**4,59**	**4,40**
	0,19	0,08	0,11	0,30	0,36	0,26	0,05
Acetat (mmol/d)	**2,60**	**2,57**	**1,96**	**1,95**	**1,94**	**2,02**	**1,97**
	0,10	0,01	0,04	0,12	0,15	0,14	0,03
Propionat (mmol/d)	**2,07**	**1,82**	**0,57**	**0,98**	**1,82**	**2,09**	**1,99**
	0,08	0,08	0,09	0,17	0,20	0,10	0,03
Butyrat (mmol/d)	**0,65**	**0,78**	**0,40**	**0,43**	**0,42**	**0,49**	**0,45**
	0,04	0,08	0,06	0,05	0,02	0,06	0,03
Mol% C2	**49,0**	**49,7**	**66,8**	**58,1**	**46,5**	**44,0**	**44,7**
	0,7	0,5	1,0	1,5	1,2	0,5	0,7
Mol% C3	**38,9**	**35,1**	**19,4**	**28,9**	**43,5**	**45,4**	**45,2**
	0,3	1,4	2,6	2,5	1,5	1,1	0,2
Mol% C4	**12,2**	**15,1**	**13,8**	**13,0**	**10,0**	**10,6**	**10,1**
	0,7	1,4	2,1	1,6	0,4	1,0	0,6
Versuch 1		Behandlung: 0,83 g/d Ampicillin, $\bar{x} \pm s$, n=3					
Meßgröße	Kontrolle	1. Tag	2. Tag	3. Tag	4. Tag	5. Tag	6. Tag
pH	**6,60**	**6,77**	**6,74**	**6,74**	**6,68**	**6,70**	**6,72**
	0,02	0,01	0,02	0,02	0,01	0,02	0,04
Redoxpot. (mV)	**-337**	**-319**	**-299**	**-295**	**-295**	**-305**	**-301**
	1	1	2	3	4	17	22
Verd. OS (%)	**40,7**	**37,4**	**33,7**	**33,9**	**33,3**	**33,5**	**32,5**
	0,7	0,5	0,5	1,4	0,8	0,8	1,5
NH_3 (mmol/l)	**6,0**	**8,1**	**8,0**	**7,8**	**8,1**	**8,3**	**7,5**
	0,1	0,3	0,3	0,5	0,0	0,4	0,2
SCFA (mmol/d)	**5,34**	**4,89**	**2,61**	**2,57**	**3,17**	**3,54**	**3,60**
	0,07	0,03	0,05	0,20	0,48	0,75	0,64
Acetat (mmol/d)	**2,67**	**2,56**	**2,00**	**2,01**	**1,86**	**1,85**	**1,81**
	0,05	0,08	0,01	0,08	0,02	0,08	0,02
Propionat (mmol/d)	**2,00**	**1,65**	**0,34**	**0,28**	**0,80**	**1,21**	**1,38**
	0,06	0,03	0,03	0,08	0,50	0,75	0,63
Butyrat (mmol/d)	**0,66**	**0,69**	**0,28**	**0,28**	**0,51**	**0,49**	**0,41**
	0,04	0,04	0,01	0,07	0,04	0,06	0,03
Mol% C2	**50,1**	**52,3**	**76,3**	**78,5**	**59,7**	**53,8**	**51,3**
	0,9	1,4	0,9	4,1	9,2	11,2	10,1
Mol% C3	**37,5**	**33,6**	**13,1**	**10,7**	**23,9**	**31,8**	**36,9**
	1,0	0,9	1,0	2,3	13,2	16,6	12,2
Mol% C4	**12,4**	**14,1**	**10,5**	**10,8**	**16,4**	**14,5**	**11,7**
	0,6	0,8	0,3	2,4	3,9	5,4	2,2

Tabelle 4: Ergebnisse von Versuch 2

Versuch 2		Behandlung: 0,03 g/d Ampicillin, $\bar{x} \pm s$, n=3					
Meßgröße	Kontrolle	1. Tag	2. Tag	3. Tag	4. Tag	5. Tag	6. Tag
pH	6,68	6,73	6,80	6,91	6,92	6,84	6,86
	0,02	0,02	0,01	0,01	0,03	0,05	0,03
Redoxpot. (mV)	-272	-262	-251	-259	-260	-261	-259
	2	2	6	4	5	1	3
Verd. OS (%)	33,9	32,1	28,9	26,0	26,9	25,9	26,1
	1,2	2,3	0,2	1,0	0,3	0,3	2,1
NH_3 (mmol/l)	5,9	6,5	6,3	5,8	5,9	5,8	5,5
	0,1	0,2	0,1	0,1	0,1	0,1	0,1
SCFA (mmol/d)	4,77	4,57	3,90	3,42	3,22	3,70	3,46
	0,45	0,26	0,29	0,19	0,13	0,13	0,24
Acetat (mmol/d)	2,46	2,30	1,96	1,73	1,66	1,85	1,77
	0,19	0,05	0,13	0,06	0,13	0,09	0,10
Propionat (mmol/d)	1,71	1,74	1,56	1,44	1,45	1,64	1,56
	0,16	0,09	0,17	0,14	0,02	0,09	0,10
Butyrat (mmol/d)	0,60	0,53	0,38	0,25	0,10	0,21	0,14
	0,11	0,13	0,02	0,01	0,01	0,10	0,05
Mol% C2	51,7	50,5	50,3	50,7	51,6	50,1	51,1
	1,2	2,0	0,3	1,0	2,0	1,7	0,8
Mol% C3	35,8	38,1	39,8	42,0	45,3	44,2	45,1
	0,3	0,2	1,4	1,7	2,0	3,4	1,3
Mol% C4	12,5	11,4	9,8	7,3	3,2	5,7	3,9
	1,3	2,2	1,1	0,8	0,2	2,6	1,2
Versuch 2		Behandlung: 0,09 g/d Ampicillin, $\bar{x} \pm s$, n=3					
Meßgröße	Kontrolle	1. Tag	2. Tag	3. Tag	4. Tag	5. Tag	6. Tag
pH	6,67	6,75	6,83	6,88	6,90	6,79	6,84
	0,02	0,01	0,02	0,03	0,02	0,03	0,01
Redoxpot. (mV)	-274	-270	-275	-264	-269	-266	-270
	3	0	4	1	5	3	3
verd. OS (%)	34,0	30,3	27,1	24,9	26,7	25,8	25,3
	1,0	0,7	1,0	0,3	0,7	0,7	0,8
NH_3 (mmol/l)	5,9	6,6	6,4	6,0	6,1	6,2	5,8
	0,2	0,0	0,2	0,0	0,3	0,2	0,3
SCFA (mmol/d)	4,87	4,56	3,30	3,45	3,60	3,91	3,55
	0,26	0,10	0,13	0,18	0,17	0,29	0,17
Acetat (mmol/d)	2,50	2,37	2,11	1,91	1,80	1,97	1,87
	0,14	0,09	0,09	0,13	0,07	0,05	0,07
Propionat (mmol/d)	1,78	1,59	0,94	1,29	1,61	1,61	1,54
	0,08	0,09	0,05	0,08	0,05	0,25	0,05
Butyrat (mmol/d)	0,58	0,60	0,25	0,25	0,19	0,33	0,15
	0,05	0,03	0,04	0,03	0,06	0,02	0,04
Mol% C2	51,4	51,9	63,9	55,3	50,0	50,4	52,6
	0,7	1,8	1,9	1,1	0,4	2,9	0,6
Mol% C3	36,6	34,8	28,5	37,4	44,9	41,1	43,3
	0,9	2,0	1,2	1,0	0,9	3,4	0,7
Mol% C4	12,0	13,2	7,6	7,3	5,1	8,5	4,1
	0,5	0,4	0,9	1,2	1,3	0,5	1,1

Tabelle 5: Ergebnisse und Varianzanalyse von Versuch 1

Versuch 1		Behandlung: 1,25 g/l Ampicillin, $\bar{x} \pm s$, n=3						Versuch 1 zweifaktorielle Varianzanalyse		
Meßgröße	Kontrolle	1. Tag	2. Tag	3. Tag	4. Tag	5. Tag	6. Tag	D	Z	D*Z
pH	**6,60**	**6,75**	**6,74**	**6,67**	**6,68**	**6,71**	**6,68**	n.s.	***	**
	0,02	0,01	0,01	0,04	0,04	0,04	0,03			
Redoxpot. (mV)	**-338**	**-314**	**-298**	**-292**	**-291**	**-298**	**-303**	**	***	n.s.
	1	1	1	1	2	12	12			
Verd. OS (%)	**40,0**	**37,1**	**32,0**	**32,4**	**33,3**	**33,3**	**33,0**	*	***	n.s.
	0,8	0,5	0,3	0,3	0,3	0,3	0,4			
NH_3 (mmol/l)	**6,0**	**8,8**	**9,4**	**9,2**	**9,3**	**9,5**	**9,0**	***	***	***
	0,3	0,1	0,3	0,4	0,2	0,5	0,2			
SCFA (mmol/d)	**5,17**	**4,24**	**2,59**	**2,27**	**2,18**	**2,58**	**2,62**	**	***	***
	0,27	0,08	0,13	0,23	0,07	0,15	0,38			
Acetat (mmol/d)	**2,63**	**2,38**	**2,03**	**2,04**	**2,04**	**2,04**	**1,89**	n.s.	***	n.s.
	0,13	0,02	0,06	0,15	0,05	0,22	0,32			
Propionat (mmol/d)	**1,85**	**1,29**	**0,30**	**0,16**	**0,08**	**0,25**	**0,29**	***	***	***
	0,11	0,06	0,04	0,08	0,04	0,03	0,10			
Butyrat (mmol/d)	**0,69**	**0,58**	**0,25**	**0,07**	**0,06**	**0,29**	**0,44**	***	***	***
	0,04	0,02	0,04	0,02	0,02	0,12	0,13			
Mol% C2	**50,8**	**56,1**	**78,5**	**89,9**	**93,7**	**79,0**	**71,8**	***	***	***
	0,7	1,0	1,9	3,2	2,1	4,4	3,0			
Mol% C3	**35,8**	**30,3**	**11,7**	**7,0**	**3,6**	**9,5**	**10,9**	**	***	***
	0,6	1,0	0,9	2,8	1,7	0,6	2,5			
Mol% C4	**13,4**	**13,6**	**9,8**	**3,1**	**2,7**	**11,5**	**17,2**	n.s.	***	***
	0,3	0,3	1,0	0,8	0,9	4,9	5,4			

Tabelle 6: Ergebnisse und Varianzanalyse von Versuch 2

Versuch 2		Behandlung: 0,18 g/l Ampicillin, $\bar{x} \pm s$, n=3						Versuch 2 zweifaktorielle Varianzanalyse		
Meßgröße	Kontrolle	1. Tag	2. Tag	3. Tag	4. Tag	5. Tag	6. Tag	D	Z	D*Z
pH	**6,67**	**6,75**	**6,82**	**6,90**	**6,91**	**6,78**	**6,83**	n.s.	***	*
	0,03	0,01	0,01	0,01	0,02	0,01	0,01			
Redoxpot. (mV)	**-274**	**-265**	**-272**	**-265**	**-267**	**-264**	**-269**	n.s.	n.s.	n.s.
	4	1	4	1	3	1	4			
Verd. OS (%)	**34,5**	**29,9**	**26,7**	**26,5**	**26,3**	**26,1**	**24,9**	*	***	n.s.
	1,6	0,9	1,0	1,9	0,9	0,3	0,7			
NH_3 (mmol/l)	**5,9**	**6,9**	**6,4**	**6,4**	**6,4**	**6,1**	**6,3**	**	***	*
	0,1	0,2	0,0	0,1	0,2	0,1	0,3			
SCFA (mmol/d)	**4,65**	**4,26**	**2,62**	**3,04**	**3,44**	**3,49**	**3,48**	***	***	**
	0,28	0,40	0,06	0,10	0,05	0,34	0,31			
Acetat (mmol/d)	**2,42**	**2,26**	**1,85**	**1,93**	**1,84**	**1,85**	**1,76**	*	***	n.s.
	0,93	0,14	0,11	0,06	0,04	0,13	0,10			
Propionat (mmol/d)	**1,66**	**1,41**	**0,54**	**0,97**	**1,47**	**1,45**	**1,49**	***	***	***
	0,13	0,20	0,03	0,12	0,08	0,11	0,10			
Butyrat (mmol/d)	**0,57**	**0,59**	**0,23**	**0,14**	**0,13**	**0,19**	**0,24**	n.s.	***	*
	0,09	0,09	0,07	0,02	0,07	0,14	0,10			
Mol% C2	**52,1**	**53,3**	**70,6**	**63,4**	**53,3**	**53,0**	**50,5**	***	***	***
	1,7	1,9	3,0	2,9	1,6	1,8	1,6			
Mol% C3	**35,6**	**33,0**	**20,7**	**31,8**	**42,8**	**41,8**	**42,7**	***	***	***
	0,8	1,7	0,9	3,1	2,4	2,5	0,9			
Mol% C4	**12,3**	**13,7**	**8,7**	**4,7**	**3,9**	**5,2**	**6,8**	n.s.	***	*
	1,7	1,5	2,6	0,7	1,9	3,3	2,5			

Tabelle 7: Ergebnisse von Versuch 3

Versuch 3		Behandlung: 0,016 g/d Cephalexin, $\bar{x} \pm s$, n=3					
Meßgröße	Kontrolle	1. Tag	2. Tag	3. Tag	4. Tag	5. Tag	6. Tag
pH	**6,66**	**6,81**	**6,95**	**6,86**	**6,84**	**6,81**	**6,68**
	0,01	0,03	0,16	0,01	0,01	0,05	0,06
Redoxpot. (mV)	**-306**	**-304**	**-292**	**-313**	**-319**	**-316**	**-311**
	6	4	32	2	2	4	5
Verd. OS (%)	**33,6**	**31,2**	**27,4**	**25,1**	**29,2**	**26,9**	**26,7**
	2,2	1,8	1,6	0,4	5,7	0,6	1,2
NH_3 (mmol/l)	**6,0**	**6,1**	**6,2**	**6,3**	**6,3**	**6,1**	**5,9**
	0,2	0,0	0,0	0,0	0,0	0,0	0,0
SCFA (mmol/d)	**4,42**	**3,79**	**3,32**	**3,00**	**3,05**	**3,07**	**3,06**
	0,19	0,98	0,07	0,21	0,14	0,19	0,32
Acetat (mmol/d)	**2,30**	**2,12**	**2,33**	**2,33**	**2,54**	**2,82**	**2,86**
	0,10	0,39	0,03	0,16	0,07	0,10	0,26
Propionat (mmol/d)	**1,73**	**1,46**	**0,93**	**0,67**	**0,50**	**0,25**	**0,20**
	0,08	0,44	0,04	0,08	0,19	0,08	0,06
Butyrat (mmol/d)	**0,39**	**0,20**	**0,15**	**0,00**	**0,00**	**0,00**	**0,00**
	0,06	0,05	0,01	0,00	0,00	0,00	0,00
Mol% C2	**52,2**	**56,7**	**70,3**	**77,7**	**83,6**	**91,9**	**93,5**
	1,3	4,0	0,6	1,6	5,8	2,3	1,4
Mol% C3	**39,0**	**38,3**	**28,1**	**22,3**	**16,4**	**8,1**	**6,5**
	0,2	2,1	0,5	1,6	5,8	2,3	1,4
Mol% C4	**8,8**	**5,0**	**1,6**	**0,0**	**0,0**	**0,0**	**0,0**
	1,3	2,3	0,2	0,0	0,0	0,0	0,0

Versuch 3		Behandlung: 0,16 g/d Cephalexinn, $\bar{x} \pm s$, n=3					
Meßgröße	Kontrolle	1. Tag	2. Tag	3. Tag	4. Tag	5. Tag	6. Tag
pH	**6,68**	**6,88**	**6,90**	**6,93**	**6,98**	**6,87**	**6,78**
	0,01	0,02	0,02	0,04	0,02	0,02	0,03
Redoxpot. (mV)	**-314**	**-322**	**-323**	**-289**	**-280**	**-292**	**-304**
	3	2	5	6	5	3	5
Verd. OS (%)	**32,6**	**30,2**	**28,1**	**25,4**	**24,8**	**25,0**	**25,8**
	0,6	0,9	4,7	0,5	0,5	1,1	0,6
NH_3 (mmol/l)	**6,0**	**7,1**	**6,9**	**6,7**	**6,6**	**6,7**	**6,7**
	0,3	0,0	0,0	0,0	0,0	0,0	0,0
SCFA (mmol/d)	**4,18**	**3,76**	**2,54**	**2,33**	**2,86**	**2,77**	**3,27**
	0,29	0,63	0,04	0,16	0,11	0,18	0,24
Acetat (mmol/d)	**2,24**	**2,45**	**2,15**	**1,99**	**2,25**	**2,44**	**2,87**
	0,13	0,41	0,13	0,04	0,10	0,16	0,13
Propionat (mmol/d)	**1,62**	**1,18**	**0,39**	**0,34**	**0,61**	**0,33**	**0,40**
	0,12	0,20	0,11	0,13	0,02	0,09	0,12
Butyrat (mmol/d)	**0,32**	**0,13**	**0,00**	**0,00**	**0,00**	**0,00**	**0,00**
	0,08	0,03	0,00	0,00	0,00	0,00	0,00
Mol% C2	**53,7**	**65,2**	**84,7**	**85,8**	**78,6**	**88,2**	**87,8**
	1,9	0,5	4,5	4,3	1,0	3,0	2,6
Mol% C3	**38,7**	**31,3**	**15,3**	**14,2**	**21,4**	**11,8**	**12,2**
	1,0	0,8	4,5	4,3	1,0	3,0	2,6
Mol% C4	**7,6**	**3,5**	**0,0**	**0,0**	**0,0**	**0,0**	**0,0**
	1,5	0,4	0,0	0,0	0,0	0,0	0,0

Tabelle 8: Ergebnisse und Varianzanalyse von Versuch 3

Versuch 3		Behandlung: 0,32 g/d Cephalexin, $\bar{x} \pm s$, n=3						Versuch 3 zweifaktorielle Varianzanalyse		
Meßgröße	Kontrolle	1. Tag	2. Tag	3. Tag	4. Tag	5. Tag	6. Tag	D	Z	D*Z
pH	**6,65**	**6,84**	**6,93**	**6,95**	**6,93**	**6,92**	**6,86**	n.s.	***	***
	0,01	0,03	0,06	0,02	0,01	0,01	0,01			
Redoxpot. (mV)	**-318**	**-318**	**-315**	**-287**	**-284**	**-295**	**-306**	n.s.	***	***
	2	2	1	2	3	5	2			
Verd. OS (%)	**33,1**	**30,6**	**25,5**	**25,9**	**25,2**	**25,4**	**25,6**	n.s.	***	n.s.
	1,2	1,3	0,1	1,4	1,2	0,8	1,4			
NH_3 (mmol/l)	**5,8**	**7,3**	**7,8**	**7,6**	**7,7**	**7,6**	**7,4**	***	***	***
	0,2	0,0	0,0	0,0	0,0	0,0	0,0			
SCFA (mmol/d)	**4,40**	**4,02**	**2,21**	**1,89**	**2,13**	**2,69**	**2,75**	*	***	**
	0,31	0,17	0,09	0,20	0,16	0,19	0,33			
Acetat (mmol/d)	**2,35**	**2,68**	**1,95**	**1,78**	**1,93**	**2,35**	**2,49**	*	***	***
	0,08	0,15	0,07	0,15	0,09	0,17	0,33			
Propionat (mmol/d)	**1,71**	**1,21**	**0,26**	**0,11**	**0,20**	**0,33**	**0,26**	*	***	***
	0,10	0,02	0,04	0,06	0,15	0,05	0,03			
Butyrat (mmol/d)	**0,33**	**0,13**	**0,00**	**0,00**	**0,00**	**0,00**	**0,00**	n.s.	***	n.s.
	0,13	0,03	0,00	0,00	0,00	0,00	0,00			
Mol% C2	**53,7**	**66,6**	**88,3**	**94,2**	**91,0**	**87,6**	**90,3**	**	***	***
	2,2	1,3	1,5	2,6	6,5	1,4	1,7			
Mol% C3	**39,0**	**30,1**	**11,7**	**5,8**	**9,0**	**12,4**	**9,7**	**	***	***
	0,5	1,2	1,5	2,6	6,5	1,4	1,7			
Mol% C4	**7,4**	**3,3**	**0,0**	**0,0**	**0,0**	**0,0**	**0,0**	n.s.	***	n.s.
	2,5	0,5	0,0	0,0	0,0	0,0	0,0			

Tabelle 9: Laktat-Produktion von Vorversuch A

Vorversuch A	Ampicillin (g/l)	0,42	0,63	0,83	1,04	1,25
	Einheit	µmol/d				
D-Laktat	2. Kontrolltag	3,61	2,73	1,10	2,03	1,79
	4. Kontrolltag	1,18	3,09	1,34	0,06	1,29
	1.Tag Ampicillin	8,76	10,17	15,06	9,38	6,52
	3.Tag Ampicillin	8,30	13,93	9,89	20,30	9,38
	6.Tag Ampicillin	2,31	2,05	5,04	7,08	3,59
L-Laktat	2. Kontrolltag	2,07	0,71	1,13	0,53	0,81
	4. Kontrolltag	0,46	0,77	0,04	0,61	0,03
	1.Tag Ampicillin	7,09	7,52	7,69	7,47	2,54
	3.Tag Ampicillin	5,51	4,31	3,51	2,61	3,52
	6.Tag Ampicillin	2,49	0,89	3,03	3,88	1,91
Gesamt-Laktat	2. Kontrolltag	5,68	3,44	2,23	2,56	2,60
	4.Kontrolltag	1,64	3,86	1,38	0,67	1,32
	1.Tag Ampicillin	15,85	17,69	22,75	16,84	9,06
	3.Tag Ampicillin	13,81	18,24	13,40	22,91	12,89
	6.Tag Ampicillin	4,79	2,94	8,06	10,95	5,51
	Einheit	mol%				
D-Laktat	2. Kontrolltag	63,6	79,5	49,4	79,5	68,8
	4. Kontrolltag	71,8	80,1	97,3	9,4	98,1
	1.Tag Ampicillin	55,2	57,5	66,2	55,7	71,9
	3.Tag Ampicillin	60,1	76,4	73,8	88,6	72,7
	6.Tag Ampicillin	48,1	69,6	62,5	64,6	65,3
L-Laktat	2. Kontrolltag	36,5	20,6	50,6	20,5	31,3
	4. Kontrolltag	28,2	19,9	2,7	90,7	1,9
	1.Tag Ampicillin	44,8	42,5	33,8	44,3	28,1
	3.Tag Ampicillin	39,9	23,6	26,2	11,4	27,3
	6.Tag Ampicillin	51,9	30,4	37,5	35,4	34,7

Tabelle 10: Laktat-Produktion von Vorversuch B

Vorversuch B	D-Laktat			L-Laktat			Gesamt-Laktat		
Einheit	µmol/d								
Cephalexin (g/d)	0,19	0,25	0,32	0,19	0,25	0,32	0,19	0,25	0,32
2. Kontrolltag	6,9	4,1	4,7	0,1	5,8	5,8	7,0	9,9	10,4
4. Kontrolltag	9,4	15,0	6,0	13,3	16,5	22,9	22,6	31,5	28,8
1.Tag Cephalexin	28,9	33,5	28,9	15,2	7,7	34,6	44,1	41,2	63,5
2.Tag Cephalexin	147,6	223,0	136,6	541,3	7014,0	1461,3	688,9	7237,0	1597,9
3.Tag Cephalexin	118,4	459,5	123,4	177,9	176,4	255,4	296,3	635,9	378,9
4.Tag Cephalexin	52,7	185,3	69,2	116,9	78,6	51,2	169,6	264,0	120,4
5.Tag Cephalexin	40,1	0,1	49,1	133,3	38,0	84,1	173,4	38,1	133,2
6.Tag Cephalexin	36,6	30,7	56,9	116,6	51,7	53,4	153,2	82,4	110,3

	D-Laktat			L-Laktat		
Einheit	mol%					
Cephalexin (g/d)	0,19	0,25	0,32	0,19	0,25	0,32
2. Kontrolltag	99,0	41,8	44,9	1,0	58,2	55,1
4. Kontrolltag	41,5	47,7	20,7	58,5	52,3	79,3
1.Tag Cephalexin	65,6	81,3	45,6	34,4	18,7	54,4
2.Tag Cephalexin	21,4	3,1	8,6	78,6	96,9	91,5
3.Tag Cephalexin	40,0	72,3	32,6	60,0	27,7	67,4
4.Tag Cephalexin	31,1	70,2	57,5	68,9	29,8	42,5
5.Tag Cephalexin	23,1	0,2	36,8	76,9	99,8	63,2
6.Tag Cephalexin	23,9	37,2	51,6	76,1	62,8	48,4

Tabelle 11: Laktat-Produktion von Versuch 1, $\bar{x} \pm s$, n=3

Versuch 1	D-Laktat			L-Laktat			Gesamt-Laktat		
Ampicillin (g/d)	0,42	0,83	1,25	0,42	0,83	1,25	0,42	0,83	1,25
Einheit	µmol/d								
2. Kontrolltag	**13,39**	**10,23**	**14,45**	**7,11**	**27,42**	**31,80**	**20,5**	**37,7**	**46,2**
	14,39	16,00	13,46	5,24	26,56	31,39	19,6	42,6	44,9
5. Kontrolltag	**1,05**	**2,71**	**1,12**	**1,53**	**2,30**	**2,77**	**2,6**	**5,0**	**3,9**
	0,00	0,00	0,00	0,94	3,23	2,35	0,9	3,2	2,3
1.Tag Ampicillin	**1,22**	**10,62**	**28,24**	**2,81**	**12,53**	**19,56**	**4,0**	**23,1**	**47,8**
	0,08	1,45	11,13	0,53	0,43	12,49	0,6	1,9	23,6
2.Tag Ampicillin	**38,38**	**45,87**	**53,02**	**37,38**	**32,07**	**36,67**	**75,8**	**77,9**	**89,7**
	5,77	8,66	7,39	3,67	2,46	5,42	9,4	11,1	12,8
3.Tag Ampicillin	**37,77**	**60,92**	**45,85**	**47,90**	**101,19**	**102,59**	**85,7**	**162,1**	**148,4**
	6,39	31,40	8,22	11,06	64,52	87,07	17,4	95,9	95,3
4.Tag Ampicillin	**10,26**	**24,33**	**56,84**	**16,23**	**26,19**	**29,49**	**26,5**	**50,5**	**86,3**
	2,86	4,66	1,55	3,19	4,80	4,01	6,0	9,5	5,6
5.Tag Ampicillin	**2,58**	**2,16**	**3,75**	**3,66**	**2,97**	**56,46**	**6,2**	**5,1**	**60,2**
	0,99	0,15	0,66	2,37	1,51	34,11	3,4	1,7	34,8
6.Tag Ampicillin	**7,40**	**3,23**	**10,37**	**6,29**	**2,76**	**16,82**	**13,7**	**6,0**	**27,2**
	7,76	0,98	10,74	4,98	0,73	23,35	12,7	1,7	34,1

Ampicillin (g/d)	0,42	0,83	1,25	0,42	0,83	1,25
Einheit	mol%					
2. Kontrolltag	65,3	27,2	31,2	34,7	72,8	68,8
5. Kontrolltag	40,7	54,1	28,8	59,3	45,9	71,2
1.Tag Ampicillin	30,3	45,9	59,1	69,8	54,1	40,9
2.Tag Ampicillin	50,7	58,9	59,1	49,3	41,2	40,9
3.Tag Ampicillin	44,1	37,6	30,9	55,9	62,4	69,1
4.Tag Ampicillin	38,7	48,2	65,8	61,3	51,8	34,2
5.Tag Ampicillin	41,4	42,1	6,2	58,6	57,9	93,8
6.Tag Ampicillin	54,1	53,9	38,1	45,9	46,1	61,9

Danksagung

Besonders danke ich Herrn Prof. Dr. G. Breves für die Überlassung des Themas, die fachliche Unterstützung bei der Durchführung und Anfertigung der Arbeit.

Mein Dank gilt Frau Dr. K. Huber für ihre freundliche und geduldige Art, ihr Interesse an meiner Arbeit und ihre Hilfe beim Korrekturlesen dieser Arbeit.

Bei Herrn Dr. K. Failing und Herrn H. Heiter bedanke ich mich für die Hilfe bei der statistischen Auswertung und jeder Art von Computerproblemen.

Frau G. Becker und Frau A. v. Gyimes danke ich für Hilfe bei der Fettsäureanalytik. Bei Frau B. Schmidt und Frau D. Marks bedanke ich mich für die Unterstützung bei der Ammoniakbestimmung.

Den Tierpflegern Herrn M. Haas und Frau S. Handstein danke ich für die Betreuung der Schweine. Bei Herrn H. Maurer möchte ich mich für die immer gewährte Unterstützung bei technischen Problemen bedanken.

Mein besonderer Dank gilt meiner Mutter, Gisela Wittköpper, und meiner Schwester, Nicola Ekanem, ohne deren ausdauernde finanzielle und emotionale Betreuung diese Arbeit nicht möglich gewesen wäre. Für das Korrekturlesen möchte ich mich bei Herrn Dr. A. Kremer bedanken.

Darüber hinaus bedanke ich mich bei allen namentlich nicht aufgeführten Mitarbeitern des Institut für Veterinärphysiologie für die nette Arbeitsatmosphäre.